老年心血管病

手术和麻醉知识

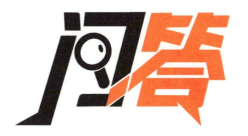

问答

主 编 于 瀛 杜健儿 杨凌超

副主编 袁 炜 李 平

编 委（按姓氏拼音排序）

陈 肯 李千一 李思颖 梅 莉

石文姣 孙士群 吴春萱 相 银

徐江涛

上海大学出版社

图书在版编目（CIP）数据

老年心血管病手术和麻醉知识问答 / 于瀛，杜健儿，
杨凌超主编 . -- 上海：上海大学出版社，2023.5
ISBN 978-7-5671-4698-3

Ⅰ.①老… Ⅱ.①于… ②杜… ③杨… Ⅲ.①心脏血
管疾病 – 外科手术 – 问题解答②心脏血管疾病 – 外科手术
– 麻醉 – 问题解答 Ⅳ.① R654-44 ② R614-44

中国国家版本馆 CIP 数据核字 (2023) 第 071116 号

责任编辑　　陈　露
助理编辑　　张淑娜
书籍设计　　缪炎栩
技术编辑　　金　鑫　钱宇坤

老年心血管病手术和麻醉知识问答
于　瀛　杜健儿　杨凌超　主编

出 版 发 行　上海大学出版社出版发行
地　　　址　上海市上大路 99 号
邮 政 编 码　200444
网　　　址　www.shupress.cn
发 行 热 线　021-66135109
出 版 人　戴骏豪

印　　　刷　上海东亚彩印有限公司印刷
经　　　销　各地新华书店
开　　　本　890mm×1240mm　1/32
印　　　张　4.75
字　　　数　120 千
版　　　次　2023 年 6 月第 1 版
印　　　次　2023 年 6 月第 1 次
书　　　号　ISBN 978-7-5671-4698-3/R·33
定　　　价　48.00 元

致读者

亲爱的读者,很高兴能为您写下这篇前言,介绍这本科普书籍——《老年心血管病手术和麻醉知识问答》。

心血管病是全球范围内导致死亡的主要原因之一。随着人口老龄化趋势的加剧,老年患者心血管病的发病率也在不断上升。心血管微创手术和器械植入技术的蓬勃发展为广大老年心血管病患者带来了新的治疗希望。在本书中,我们将与您分享一些有关老年心血管病患者可能遇到的临床问题,以及心内科常见微创手术以及器械植入手术的基本知识。

随着人类寿命的延长,会不可避免地面临各种外科手术的需要。由于老年人的生理和心理状态的特殊性,各种外科手术的麻醉风险,尤其是老年心血管病患者在接受外科手术过程中的麻醉风险相对更高。在本书中,我们将为您就老年心血管病患者在外科手术前后及麻醉相关问题进行解答,并提供实用的建议和指导。

老年心血管病患者往往同时合并有多种疾病,且都需要服用药物,有的药物需要通过肝脏代谢,有的药物需要通过肾脏代谢。因此,老年群体在如何正确服用药物上也存在很多的问题和顾虑。在本书中,我们将根据临床工作中遇到的一些实际情况就老年患者关心的如何服用药物做了详细的解答。

　　我们希望这本书能够为老年心血管病患者提供一些实用的信息和帮助，让他们能够更健康地生活。本书作为百姓科普读物，采用问答形式，尽量以通俗易懂的文字帮助读者理解医学问题和专业知识，我们在语言方面尽可能简洁明了，并减少专业术语的应用，以期让更多的人能够理解和受益。在版面编排上，我们将解答的文字适当放大处理，对老年朋友阅读更为友好。

　　本书不仅适合老年心血管病患者和家属阅读，也适合医护人员、学生及其他关注老年健康的人群阅读。我们编写的初衷也是希望这本科普读物能成为老年心血管病患者和家属的良师益友，提供了一个全面了解老年心血管病和手术麻醉的窗口，为大家带来更多的科学指导和帮助。

目 录

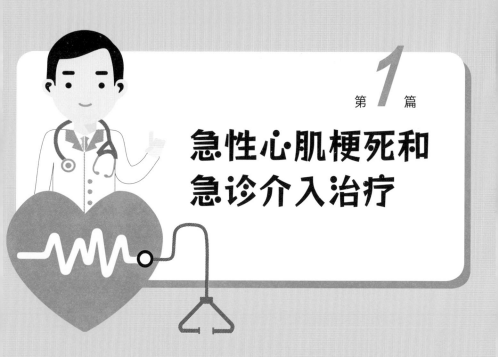

第 **1** 篇

急性心肌梗死和急诊介入治疗

1 老年人出现胸痛怎么办？

老王退休后，平时没啥爱好，就喜欢抽抽香烟、喝点白酒。最近一个月，老王爬三层楼后会有胸痛，但只要停下来就不痛了，他也没在意。一天上午，老王独自一人在家，突然感觉胸口疼痛，同时全身出冷汗，恶心想吐，这样的情况大约持续了20分钟。那么，老年人出现胸痛应该怎么办呢？

胸痛是一种常见症状，也是最不能忽视的一种症状。很多时候，胸痛意味着很严重的、甚至危及生命的疾病，所以一旦发生胸痛症状，一定要及时到医院诊治。

对于以前有冠心病史（特别是曾发生心绞痛）的人，或者没有冠心病史、但有多年高血压、糖尿病、吸烟史等危险因素的人，一旦出现严重胸痛、胸闷、心前区压迫感等不适症状，要充分重视，尽快去医院就诊。无论你发病的诱因是什么，比如生气、剧烈运动、饱食等，首先要休息，注意保暖，尽量平静下来，减少心脏耗氧量。若有呼吸困难，可采取半卧位，千万不能自行移动，以免导致猝死；

尽快**呼叫 120** 急救人员；家里有条件可**吸氧**，平静等待救护车上门；争取在发病 **10 分钟内**做上第一份心电图。

突发胸痛的原因很多，并且常常是很严重的疾病。除了心绞痛、心肌梗死外，主动脉夹层、食道破裂、自发性气胸、肺梗死、甚至胃病等均可表现为突发胸痛，非医务人员很难准确判断，所以一定要牢记：**胸痛必须去医院**。

（作者 杨凌超）

2 什么是急性心肌梗死？

老王赶紧拨打了 120 急救电话并被送往医院。急诊室的张医生迅速给老王做了心电图，告知老王，他患的是急性心肌梗死！老王一下子懵了，到底什么是急性心肌梗死啊？

我们首先来了解一下心脏的结构。我们常把心脏比作一个"四居室"的房屋，包括左、右心房和左、右心室。冠状动脉是负责心脏血液供应的血管，可比作下水管道，多种原因可导致冠脉腔内出现**粥样硬化斑块**，如同下水管道出现垃圾堆积一样，如果不及时干预，就会出现排水不畅的情况，这时候最容易出现的就是"心绞痛"。而当某些诱因致使斑块破裂、形成血栓并导致冠脉完全闭塞，如同水管完全堵塞后不能排水一样，会导致心肌细胞缺血坏死，这时候称为"心肌梗死"。因心肌细胞的缺血耐受能力差，数分钟后就会坏死，而且不可逆转。因此，如不能及早开通闭塞血管，会造成严重后果，甚至死亡。

因此，急性心肌梗死是因为冠状动脉出现急性阻塞，心脏肌肉缺乏血液供应而出现坏死，使得心脏功能受损的一种可能危及生命的急性病症。

（作者 杨凌超）

3 急性心肌梗死有那么可怕吗？

张医生立即给老王心电监护、吸氧，迅速用药，并让老王绝对卧床休息，同时下了病危通知书。由于老王是一个人就诊，张医生通知老王家属马上到医院。看着贴在身上红红绿绿的心电监护导线，老王心里直犯嘀咕：急性心肌梗死有那么可怕吗？

在我国，心肌梗死的致死率排在心脑血管疾病的第一位，每 20 秒就有一例心肌梗死事件发生，而每三个心肌梗死患者中就有一例因猝死离开人世，所以心肌梗死的危险性非常高。急性心肌梗死发作后就诊时间非常珍贵，每拖延1分钟就意味着心肌坏死在加重。心肌细胞一旦死亡，是没有办法再生的。

有些心肌梗死患者，在发病后被第一时间送往医院，接受血管再通、支架植入治疗，将心肌损害减到最低，出院后心功能维持较好，可恢复正常生活。也有的心梗患者，因为不及时或者错误的急救方式，延迟就诊，当场猝死；或者心肌梗死之后，由于心肌的梗死面积大，患者心功能受损严重，最终死于心力衰竭、休克、恶性心律失常甚至心脏破裂。

因此，一旦发生心肌梗死，就进入了"倒计时模式"，时间就是生命，心肌梗死的救治，就是"跟时间赛跑"。救治关键在于快速识别、及时治疗。

（作者 杨凌超）

4 为什么老年人容易发生急性心肌梗死？

老王的老伴匆匆赶到医院，听了医生对老王病情的介绍，不禁紧张起来。她想起前几天看的电视剧有这样的画面：年近古稀的老人受了刺激，情绪激动，之后忽然间面容痛苦、手捂胸口、牙关紧闭，甚至无法站立……那位老人也是急性心肌梗死。那么为什么老年人容易发生急性心肌梗死呢？

急性心肌梗死的病因与冠状动脉的粥样硬化有关。随着年龄的增长，血液中的脂质成分在动脉内壁逐渐沉积，形成动脉粥样斑块。动脉粥样硬化负荷与血脂的累积暴露时间正相关，50岁以后进展较快。年龄是冠心病的一个独立危险因素，且不可逆转。另外，老年人往往容易合并高血压、糖尿病、血脂异常等多种基础疾病，而高血压和糖尿病等也是动脉粥样硬化狭窄的主要危险因素。在这些因素的共同作用下，引起冠状动脉狭窄进而堵塞，从而导致心肌梗死发作。

（作者　杨凌超）

5 为什么急性心肌梗死容易发生在冬季？

寒冬腊月，急诊大厅外，闪烁着蓝色顶灯的120急救车，一辆接一辆到来。"氧气！监护！开放静脉通路！"急诊室的张医生声音沉稳，有条不紊地接诊病人，"这是今天第四例心肌梗死"！为什么急性心肌梗死容易发生在冬季呢？

冬季容易诱发心肌梗死是因为气温下降，心血管、脑血管受冷刺激后，血管收缩，血流减缓，再加上出汗少、饮水少，高血压患者血压容易增高，诱发脑出血；强冷刺激也使心肌耗氧量增加，出现急性心肌缺血，血小板也易凝聚，血液黏稠度增大，形成血栓，诱发心梗。

寒冬时节有心血管病史的人要注意保暖，避免过度劳累或者情绪激动，减少外出以及持续工作的情况。避免暴饮暴食，饮食上要控制食盐和脂肪摄入，避免吃刺激辛辣食物，多吃新鲜蔬果，睡前不宜吃东西，更不宜喝浓茶、咖啡及抽烟，以免引起血管收缩，加重心脏负担。

（作者　袁炜）

6 我明明是肚子痛，为什么医生给我做心电图？

张医生让助手去给新接诊的病人做床边心电图，没想到竟然遭到病人的数落："医生，我肚子痛，你给我做心电图干啥？"

肚子痛做心电图，主要是为了排除急性心脏病引起上腹部疼痛的情况，常见的就是心绞痛或者急性的心肌梗死。

因为这两种疾病除了引起左侧胸前区疼痛之外，也有可能在上腹部剑突下的位置出现压榨性的疼痛；尤其是一些不典型的心绞痛，可能不会出现心前区的胸闷、心悸等症状，而在开始发病的时候都是以上腹部、胃部的疼痛为主。所以，出现上腹部的疼痛，一般建议先做心电图来排除这两种急性的心脏病，再按照其他腹部或胃部的疾病来治疗。

急性心肌梗死的临床表现，典型的是持久的胸骨后剧烈疼痛，也有 20% 的病人临床表现不典型。所谓不典型的临床表现，指没有心前区疼痛、胸骨后疼痛，或疼痛轻微，而以其他系统症状为主要表现。如以心衰为主，表现为呼吸困难突然加重，原本无心衰的表现而突然发生急性左心衰竭。部分病人发病时，以休克、血压下降为主要表现，少数人，尤其是老年人，表现为头晕、肢体瘫痪或突然意识丧失、抽搐等脑循环症状。有些病人表现为上腹部疼痛、恶心呕吐，甚至出现腹部压痛及肌肉紧张，更易造成误诊，少数人疼痛放射到咽部、牙齿、下颌、左腕等处，使症状不典型。

（作者 杨凌超）

7 发生急性心肌梗死为什么要立即进行介入治疗手术呢？

此时，心内科医生正和老王及其老伴谈话，告诉他们目前的病情及下一步治疗方案。心内科医生建议立即进行冠脉介入治疗手术。老王觉得胸口没之前那么痛了，还有必要马上手术吗？

急性心肌梗死的发生是由于心脏的冠状动脉阻塞，导致心肌缺血、缺氧进而坏死。一般来说，心肌缺血30分钟出现坏死，6～8小时就会完全坏死。我们的心肌细胞是不可再生细胞，什么意思呢？就是说心肌细胞的数量是相对恒定的，一旦坏死就不会再长出新的细胞，所以对于急性心肌梗死，尽早解决冠脉问题，就能挽救濒临坏死的心肌。这就是我们心血管医生常说的"时间就是心肌、时间就是生命"。

急性心肌梗死所采取的手术，就是急诊的冠脉介入治疗，是目前被公认为最有效恢复心肌细胞血液供应的治疗手段。只有分秒必争地开通堵塞的血管，让血流恢复通畅，才能尽量保留更多心肌细胞和心脏功能。这对于缩小梗死面积、维护心功能、防止发生心力衰竭和一些相关的机械并发症，都有非常重要的意义。

（作者 杨凌超）

8 急诊介入治疗是怎么做的？

　　听了心内科医生的讲解，老王明白了急诊介入手术的必要性。但是老王一辈子没做过手术，心里忐忑，继续问心内科医生："介入治疗是怎么做的啊？要开胸吗？要全身麻醉吗？"

　　介入治疗是微创手术，是在导管室进行的。它不通过外科开胸手术，不需要全身麻醉。介入治疗是在X线指引下，经过桡动脉或股动脉的穿刺之后，快速顺着血管走行方向，将造影导管送到冠脉的开口处，进行冠脉的造影，了解病变的情况。明确病变部位之后，血栓负荷严重的话，接下来进行局部血栓的抽吸，根据病变情况会放入冠脉球囊，扩张狭窄的血管，评估植入冠脉支架，使局部的冠脉狭窄解除，使闭塞的冠脉恢复血流，改善心肌的血液供应。

　　我们老百姓常说的"放支架"，其实就是将一个微小的网状合金管，装在带有压缩球囊的导管上，导管进入病变血管时，将球囊扩张，撑开支架，使其紧贴血管壁。接着回缩球囊，撤回导管，支架就留在原地。血管得以撑开，血流保持畅通，急诊介入手术治疗获得成功。

（作者 杨凌超）

9 手术做完了，为什么还要继续住院呢？

医生诊断老王患的是急性前壁心肌梗死。在导管室里，冠脉造影结果显示前降支闭塞，血管扩张后放了支架，医生说手术顺利，老王的血管已经开通了。术后老王转入了心脏重症监护室。老王的老伴有些不解，不是说血管已经通了吗？通了不就没事了吗？怎么还要住监护室？

心肌梗死是心肌细胞发生了坏死，是不可逆的。医生采用介入治疗可使原本狭窄的冠状动脉再通，恢复心肌血供，目的是挽救更多的濒死心肌，防止梗死扩大，但不能使那些已经坏死的心肌恢复。

心肌梗死最危险的时期是发病第1周，此时心脏处于很不稳定的状态，发生严重心律失常、休克或者心力衰竭的患者，病死率很高。另外，患者可能出现急性并发症，如出现室间隔穿孔、二尖瓣脱垂、腱索断裂等，非常危险。当然具体到个体病人的危险期，还要跟急性心肌梗死的病情严重程度及演变有关。

以老王为例，前降支血管所支配的心脏区域发生坏死，那么前壁收缩功能就会减弱。这样一来，心脏整体的收缩能力就会下降，梗死的面积越大，这个收缩能力下降的越多。心肌梗死的区域如果足够大，就可能导致心脏出现泵衰竭，心脏无法将血液运输到身体的其他地方，这样会出现休克。另外，心脏是一个整体，梗死区域不但失去了收缩的功能，而且还会丧失了电稳定性，可能发生室性早搏、室性心动过速、室颤或者房室传导阻滞。所以在心肌梗死的急性期一定要在密切监测下积极治疗。

（作者 杨凌超）

10 心肌梗死后需要多久才能恢复？

术后，老王胸口完全不痛了，住进监护室的第一晚，他睡眠很好。第二天，正逢林主任查房，老王急切地问：林主任，我需要多久才能恢复啊？

心肌梗死恢复期一般需要 3 ~ 6 个月。心肌梗死患者坏死的心肌组织，一般在 1 ~ 2 周后开始吸收，并逐渐纤维化。在病程 6 ~ 8 周，坏死的心肌组织会有瘢痕形成，这时称为陈旧性心肌梗死。

一般来说，急性心肌梗死住院时长为 7 ~ 14 天，具体因人而异。如果患者出现心力衰竭、心律失常或出现心梗相关并发症，则住院时间相应延长。心肌梗死患者出院后并不代表已经完全康复，还需要

3 ~ 6个月的恢复时间，局部的坏死部位才能以瘢痕愈合，所以心肌梗死的治疗是长期的过程。

（作者 杨凌超）

11 心肌梗死会复发吗？

　　回想昨天惊心动魄的经历，老王觉得自己从鬼门关走了一趟。他心有余悸，问：林主任，我以后还会得心肌梗死吗？

　　急性心肌梗死的发生，本质上是因为冠脉粥样硬化斑块不稳定进展导致的。而斑块的产生是因为高血压、糖尿病、吸烟、血脂异常等各种危险因素共同作用的结果。

　　斑块，即动脉粥样硬化斑块，是动脉血管壁内层镶嵌的一些黄白色的、质地好像粥状的块状物。就好比水管管壁上附着的水垢，斑块就是血管壁上的"水垢"。血管壁最初是光滑的，但随着年龄的增长，吸烟、高血脂、高血压、糖尿病等因素会导致血管弹性变差，血液流动对血管壁的撞击增强，时间久了，血管壁就会被撞出"伤口"，也就是血管内皮受损。这时，血液中的低密度脂蛋白（LDL）

受一些因子刺激，被氧化后就卡在血管壁伤口处，它会被一种在特定环境下对人体有益的细胞——巨噬细胞吞噬，形成大量泡沫细胞（不好的细胞，构成脂质核心），然后血管平滑肌分泌纤维，覆盖泡沫细胞，形成纤维帽。纤维帽顾名思义，就像一顶帽子扣在泡沫细胞上面，使其缺氧坏死。这时，粥样斑块就形成了，动脉血管就狭窄了。斑块不稳定破裂后，内容物流出，引起血小板的聚集，形成血栓，堵塞血管，导致心脏急性的缺血缺氧，引起急性心肌梗死。

介入治疗尽管解决了阻塞的血管问题，但是急性心肌梗死产生的根源，却没有得到解决。只要危险因素依然存在，斑块总是会继续产生。这次心肌梗死问题解决了，下次其他部位可能还会出现心肌梗死。

要预防再次发生心肌梗死，应当积极控制心血管危险因素，进行科学合理的二级预防和心脏康复治疗，做到三个坚持很重要：坚持心肌梗死的药物治疗不动摇，坚持控制心肌梗死的危险因素不动摇，坚持健康的生活方式不动摇。

（作者 杨凌超）

12 出院后为什么要定期去医院复查？

听了林主任的讲解，老王频频点头，喃喃道：原来心肌梗死可能复发的啊，看来我要和医院结下不解之缘了，

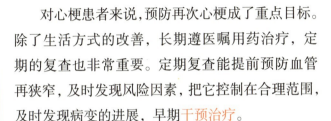

难道以后就要经常跑医院了吗?

对心梗患者来说,预防再次心梗成了重点目标。除了生活方式的改善,长期遵医嘱用药治疗,定期的复查也非常重要。定期复查能提前预防血管再狭窄,及时发现风险因素,把它控制在合理范围,及时发现病变的进展,早期干预治疗。

一般建议心肌梗死患者出院后 1 个月、3 个月、半年、1 年各复查 1 次,复查主要包括对冠心病及危险因素的监测,针对支架术后的检查,以及针对服药副作用的监测等。后续可以按每半年至每 1 年的频率进行复查。主要内容如血液化验(血常规、肝肾功能、血糖、血脂等)、心电图、动态心电图、心脏彩超,9 ~ 12 个月后可进一步复查冠脉造影,以明确植入支架情况及其他血管病变情况。另外,在家里也可以用电子血压计定期监测血压、心率这两项指标。

(作者 杨凌超)

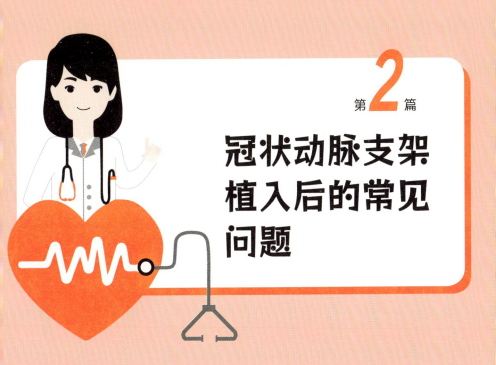

第2篇

冠状动脉支架植入后的常见问题

1　支架装了后会不会血管再堵住？

老王顺利地由重症监护室转入普通病房，结识了病友老丁。老丁患有糖尿病，这几个月他每逢做事一着急或者快步走时，就感觉胸口像压了一块石头，不得不停下来，赶紧含服一粒硝酸甘油才好。这次住院做了冠脉造影，右冠状动脉狭窄了95%，放了支架。正好林主任为科室患者开展冠心病健康教育知识讲座，老王、老丁和病友们一起来听，几乎所有放了支架的病友最关心的一个问题就是：心脏放了支架，这块血管还会再堵吗？

支架植入术能帮助患者打通阻塞的血管，大大降低了心脏病患者的发病率和猝死的风险。不少冠心病患者支架植入术后觉得就万事大吉了，但这并不是一劳永逸的，支架需要我们在日常生活中精心的保养，才能和谐相处。

心脏支架术后最怕两件事，一是支架内血栓，二是支架内再狭窄。

● **支架内血栓：**对于人体的凝血系统来讲，支架是个"异物"，血小板一旦遇到支架，就会粘在支架的金属结构上形成血栓，一旦血栓形成，支架就会被其完全堵塞，后果极为严重。但在下面两个情况下血小板不会形成血栓：

（1）服用抗血小板药物。植入支架后，病人都会口服阿司匹林＋氯吡格雷，或者阿司匹林＋替格瑞洛，这两个组合都是强力抗血小板聚集的药物，在服药情况下血小板几乎不能形成血栓。

（2）内皮细胞完全覆盖支架。支架植入血管以后，血管最里边的内皮细胞会逐渐生长，覆盖到支架上，当内皮细胞完全覆盖支架的时候，血小板就不会接触到支架的金属小梁，也就不会再黏附形成血栓了。一般来讲，支架植入一年后就会被内皮完全覆盖，形成支架内血栓的风险会大大减少。

因此，如果没有明显的出血，千万不能停用上述抗血小板药物。一般支架植入一年后，可能会把两种抗血小板粘附的药物减掉一种。医生会根据缺血与出血风险，个体化延长或缩短双联抗血小板疗程，所以，一定要定期复查，遵医嘱用药。

- **支架内再狭窄：** 支架内再狭窄不同于血栓，它是指支架内再次形成斑块，血管腔又出现了狭窄。引起冠状动脉粥样斑块的原因很多，最重要的危险因素包括：①男性性别（男性比绝经期前的女性更容易发生冠心病）；②增龄（年龄越大越容易发生冠心病）；③家族史（父母在较年轻的时候发生冠心病，其子女发生冠心病的风险更大）；④吸烟；⑤高血压；⑥血脂异常；⑦糖尿病；⑧超重／肥胖；

⑨不良饮食习惯；⑩持续精神紧张或思想压力大等心理社会因素。在各种危险因素的共同作用下，血管内皮损伤，脂质沉积，导致斑块形成和进展。

支架内再狭窄的原因主要是没有很好地控制危险因素和坚持服用药物。低密度脂蛋白（LDL）是粥样硬化斑块的核心物质，而他汀类药物可以直接降低 LDL 的水平，对于延缓斑块生长、防止支架内狭窄最为重要，如果没有明显的转氨酶升高或者肌肉症状，都需要坚持服用。同时，坚持健康的生活方式（戒烟等）以及控制冠心病的危险因素（高血压、高血糖等）也非常重要。

（作者 杨凌超）

2 支架装好后多久需要来医院复查？

听了林主任讲了定期复查的重要性，老丁一边在笔记本上记录，一边问：支架装好后多久需要来医院复查一次呢？

一般建议支架装好出院后 1 个月、3 个月、半年、1 年各复查 1 次，复查主要包括对冠心病及危险因素的监测，针对支架术后的检查，以及针对服药副

作用的监测等。后续可以按每半年至每 1 年的频率进行复查。如果出现病情突然变化时，及时到医院就诊，不要随意增减或撤换药物。另外，家庭检查项目要跟进，支架术后的患者在家里可以监测血压、心率这两项数据。监测和复查的内容如下：

（1）血常规

主要观察血小板的数量、白细胞的数量和血红蛋白水平。有消化道出血病史或消化系统溃疡的患者，需要更高频率的复查，同时需留意大便颜色。

（2）肝功能、血脂、心肌酶

他汀类降脂药有一定的导致转氨酶增高及肌肉损伤的风险，轻度增高不等于肝脏损伤，不影响继续用药。血脂检测主要看血脂控制是否达标，他汀类药物是否需要调整剂量，是否需要进一步强化降脂治疗，比如联合依折麦布或应用 PCSK9 抑制剂等，需将低密度脂蛋白控制在 1.8 mmol/L 为宜，控制在 1.4 mmol/L 以下则更佳。此项检查需空腹情况下进行。

（3）血糖

对于合并有糖尿病的患者，需同时检测血糖及糖化血红蛋白是否达标。一般要求糖化血红蛋白低于 7%，空腹血糖低于 7.0 mmol/L，餐后 2 小时血糖低于 10.0 mmol/L。但也要根据年龄、病程长短、是否有低血糖风险等调整血糖控制水平。

（4）血压、心率

对于合并高血压的患者，需监测血压控制情况，不同类型的冠心病，合并不同的临床疾病，血压控制范围不同。高血压合并冠心病的患者，血压 >140/90 mmHg 时，需要启动降压治疗，如果能耐受，血压可降至 <130/80 mmHg，应注意舒张压不宜降得过低。清醒、安静状态下心率保持在 55 ~ 60 次 / 分钟。而对于老年患者及合并有脑血管疾病的患者，则适当放宽条件，以免出现因血压控制过低而出现脑供血不足的情况。

（5）肾功能、电解质

对于合并有糖尿病或者心衰、室性心律失常的患者，还需要监测肾功能、电解质的情况，主要查看是否有肌酐升高、高钾血症、低钾血症、低钠低氯血症等电解质紊乱的情况。

（6）心电图、心脏彩超

定期复查心电图，监测是否有动态演变或心律失常情况，对于有房颤或早搏等心律失常的患者，可能需要进一步复查 24 小时动态心电图。定期复查心脏彩超，评估心功能、心脏大小及各瓣膜功能等。

（7）冠脉造影

如果出现胸闷、胸痛症状，或心电图有动态演变，建议及时复查冠脉造影。9 ~ 12 个月后可进一步复查冠脉造影，以明确植入支架情况及其他血管病变情况。

（作者 杨凌超）

3 我现在一切都好，医生为何还要让我吃这么多药？

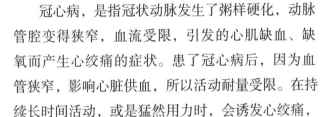

老王心梗后恢复得不错，自我感觉也挺好。就是自从患病之后，老王感觉自己就变成了"药罐子"，每天都在大把大把地吃药。老王问林主任：那么多的药物都是必须吃的吗？能不能吃一阵子之后停掉几种？

冠心病，是指冠状动脉发生了粥样硬化，动脉管腔变得狭窄，血流受限，引发的心肌缺血、缺氧而产生心绞痛的症状。患了冠心病后，因为血管狭窄，影响心脏供血，所以活动耐量受限。在持续长时间活动，或是猛然用力时，会诱发心绞痛，充分休息后才能缓解。

而冠心病真正的危险是斑块本身的破溃，会激活血小板聚集，形成血栓，造成急性心肌梗死。以现在的医学水平，还没有有效的方法可以清除斑块。所以冠状动脉一旦出现粥样硬化之后，医学上能做的就是控制斑块的进展，预防斑块的破溃，以及抑制血小板形成血栓。因此，冠心病需要数种药物联用，才能将发生心血管事件的风险降至最低。

（1）抗血小板药物

治疗冠心病的"基石"药物之一，就是以阿司匹林为代表的抗血小板药物。这类药物可以抑制血小板聚集，从而避免血栓形成，预防心梗的发生。

装支架后，需要双抗治疗，预防支架内血栓形成。双抗也就是服用两种抗血小板药物。双抗其中一种是阿司匹林，另外一种，可以是氯吡格雷，也可以是替格瑞洛。一般来讲，支架植入一年后就会被内皮完全覆盖，再形成支架内血栓的风险会大大减少，随后需长期接受抗血小板单药维持治疗。医生会根据缺血与出血风险，调整个体化双抗疗程，转为长期单抗治疗。一定要遵医嘱用药，不要擅自停药或减药。

（2）他汀类药物

治疗冠心病的另一"基石"药物，就是他汀类药物。不但可以降低血脂，还能够稳定斑块，预防斑块的破溃，延缓斑块生长，甚至有逆转斑块的作用。临床上要求将低密度脂蛋白（LDL）控制在 1.8 mmol/L 为宜，控制在 1.4 mmol/L 以下则更佳。

抗血小板药物与他汀类药物，如同治疗冠心病的"两条腿"，需要终生服用，缺一不可。

（3）ACEI/ARB 类药物

血管紧张素转化酶抑制剂（ACEI）/血管紧张素 II 受体阻滞剂（ARB）类药物同样是一线降压药，名称里面叫 XX 普利/XX 沙坦的就是这类药物。主要通过影响心肌重塑、减轻心室过度扩张而减少心力衰竭的发生，从而降低死亡率。

只要无禁忌证，推荐对合并高血压、糖尿病、

LVEF ≤ 40%、有心力衰竭证据、极高心血管风险或慢性肾病的冠心病患者，长期服用 ACEI/ARB 改善预后；推荐对 ST 段抬高型心肌梗死患者长期服用 ACEI/ARB，改善预后。

（4）β 受体阻滞剂

β 受体阻滞剂最常用的是琥珀酸美托洛尔、比索洛尔和卡维地洛。β 受体阻滞剂作为降压药物，兼具缓解缺血和改善预后的作用。β 受体阻滞剂通过减少心肌耗氧量，延长舒张期以增加缺血心肌的供血，因而可以减少心绞痛发作和提高运动耐量，同时延缓心室的重构，降低冠心病死亡率。对心肌梗死后患者，β 受体阻滞剂有利于缩小心肌梗死面积，减少复发性心肌缺血、再梗死、心室颤动及其他恶性心律失常，使死亡和再发梗死风险显著降低30%。

只要无禁忌证，推荐 β 受体阻滞剂作为冠心病的起始一线抗心肌缺血药物以控制症状；推荐对所有左心室收缩功能障碍（LVEF ≤ 40%）并伴有心力衰竭或心肌梗死的患者，长期使用 β 受体阻滞剂改善预后。

以上 4 种药物，对于心肌梗死的患者来说是最重要的，堪称"黄金搭档"。抗血小板和他汀类药物是必须要用的，ACEI/ARB 类药物和 β 受体阻滞剂，是最好能用上。

（作者 杨凌超）

4 吃这么多药需要注意什么呢？

　　林主任讲得深入浅出，老丁听得聚精会神，忍不住问：那么吃这么多药，有哪些需要注意的呢？

　　吃药时要遵照医嘱，按时按量服用，不能随便停药或增减。

　　（1）使用阿司匹林、氯吡格雷等抗血小板药物时，要监测出血情况，如大便潜血、皮下出血、牙龈出血等。注意观察大便是否正常，是否夹杂褐色或者鲜血等等情况，这些可能是消化道出血的征兆，一旦发现这种情况，一定要及时就医。

　　（2）使用他汀类药物时，要监测肝功能、肌酸激酶（CK）、乳酸脱氢酶（LDH）等。如出现无法解释的肌肉疼痛不适、酸软、僵直或痉挛等症状，一定要及时就医。另外，服用他汀类药物期间不要过量食用西柚制品，这类制品可以延缓他汀类药物代谢，易诱发不良反应。

　　（3）服用 ACEI/ARB 类药物时，要注意规律监测血压，定期检查肾功能、电解质。双肾动脉狭窄者禁用。应注意血钾升高的问题，这种情况在同时服用补钾药物或保钾利尿剂时更容易发生。如果

出现收缩压 ≤ 95 mmHg 或症状性低血压（如伴头晕症状），要及时就医，纠正血容量不足，调整合并用药，暂时降低本品剂量或停用本品。普利类药物有引起干咳的不良反应，无法耐受的人，可以用沙坦类药物替代。

（4）服用 β 受体阻滞剂时，要注意规律监测血压、心率。在可耐受的前提下，遵医嘱调整药物剂量至靶剂量或最大耐受剂量，使静息心率控制在 55 ~ 60 次 / 分钟。如果静息心率明显低于 55 次 / 分钟、收缩压 ≤ 95 mmHg 或出现症状性低血压（如伴头晕症状），或出现急性心力衰竭表现（浮肿、气促等），要及时就医，调整剂量。一般 避免突然停药，长期应用者突然停药可发生反跳现象，即原有的症状加重或出现新的表现，较常见有血压反跳性升高，伴头痛、焦虑等，称之为撤药综合征。

（作者 杨凌超）

5 我没有高血压，医生为何给我吃降血压的药？

这时，老王问了：林主任，以前我没有高血压，现在得了心梗后，监护上血压也不高，今天测血压为 132/82 mmHg，为什么给我吃的药物里还有降压药啊？

随着冠心病的进展，交感神经系统、肾素－血管紧张素－醛固酮系统会被激活，如果没有优化的药物干预，心脏将会出现一系列改变，包括心肌肥厚、心室重塑、心腔扩大等，心功能逐步下降甚至恶化。所以使用药物阻断这两个系统是冠心病防治中的重要环节，洛尔类药物主要抑制的就是交感神经系统，而普利、沙坦类药物主要抑制的就是肾素－血管紧张素－醛固酮系统。

冠心病治疗的目的在于改善心肌缺血及预防心血管事件。ACEI/ARB、β 受体阻滞剂类药物不仅仅是单纯的降压药，最重要的是能够改善冠心病患者的预后，显著降低冠心病患者的死亡率和再发心血管事件的风险。让我们来看看它们除了降压以外的好处吧。

（1）ACEI/ARB 类药物

主要通过影响心肌重塑、减轻心室过度扩张而减少心力衰竭的发生，降低心血管事件风险和死亡率。此外，还可逆转左心室肥厚，预防心房颤动的发生和复发；延缓颈动脉内中膜增厚，预防脑卒中；有效减少蛋白尿，延缓糖尿病肾病和非糖尿病肾病的进展；改善胰岛素抵抗，降低新发糖尿病的发生率。

（2）β 受体阻滞剂

兼具缓解缺血和改善预后的作用。主要是通过减慢心率、降低血压，减低心肌收缩力和耗氧量，从而减少心绞痛发作。尤其是对于心肌梗死的患者，可以缩小梗死面积，减少致命性心律失常的发作。对于合并心衰患者还可以抑制心肌重塑，延缓心衰进展。长期服用可以改善远期预后，提高生存率。

（作者　杨凌超）

6 我血压就高了一点点，也不难受，为何医生还要给我加降压药？

关于血压，老丁也有个疑问，以前总以为把血压控制在 140/90 mmHg 以下就可以了，现在我血压就在 140/90 mmHg 上下波动，为什么医生还给我加降压药呢，到底血压降到多少才合适？

对于急性心肌梗死患者，急性期推荐的降压目标为 < 140/90 mmHg。稳定期时，血压 ≥ 130/80 mmHg，在生活方式调整的同时，应给予降压治疗；如果能耐受，合理的目标血压值应 < 130/80 mmHg，静息心率宜控制在 55 ～ 60 次 / 分钟。对于高龄、存在冠状动脉严重狭窄的患者，血压目标

值为 < 150/90 mmHg，且舒张压不宜降至 < 60 mmHg。

对于稳定性冠心病患者，如果既往无合并症（心肌梗死、左室收缩功能障碍、糖尿病或有蛋白尿的慢性肾功能不全），当血压 ≥ 140/90 mmHg，在生活方式调整的同时，应该给予降压治疗；如果患者存在上述任何一项合并症，且血压 ≥ 130/80 mmHg，在生活方式调整的同时，应给予降压治疗。

服用 ACEI/ARB、β 受体阻滞剂类药物时，常采用剂量逐渐递增的方法，从小剂量开始逐渐递增，直至达到目标剂量。β 受体阻滞剂应用于冠心病改善缺血和预后时，从小剂量开始，逐步增大药物剂量至靶剂量或最大耐受剂量，使静息心率控制在 55 ～ 60 次 / 分钟。

对于合并心力衰竭患者，ACEI/ARB、β 受体阻滞剂从小剂量开始，逐渐递增，直至达到最大耐受剂量或目标剂量。增大剂量及过程需个体化，调整到最佳剂量后长期维持，避免突然停药。若住院期间未能达到剂量目标，出院后应在门诊继续调整，建议患者在家规律监测血压和心率。在能耐受的前提下，给予足剂量的 ACEI/ARB、β 受体阻滞剂治疗，可显著改善心力衰竭患者的生存质量，同时延长寿命。

（作者 杨凌超）

7 血压究竟什么时候测量？

　　老丁以前对血压没怎么重视，这次放了支架后，儿子给家里买了血压计，但是在家里什么时候测量血压比较好呢？

　　（1）测量仪器：建议使用经过国际标准认证合格的上臂式自动血压计自测血压，电子血压计使用期间应定期校准，每年至少1次。

　　（2）测量时间：一般建议在清晨或晚上睡觉前测量血压，在规定时间点测量血压，有助于医生把握血压节律。测量血压的最佳时间，是建议早晨起床后的一个小时之内，而且要晨起排尿之后、早餐之前和服药之前测血压，这是最标准的。如果是晚上测血压，就建议在晚上睡觉前测量，建议每天测血压的时间，固定在同一时间段。

　　人体血压呈勺型分布，清晨时受到交感神经兴奋等因素影响，可出现血压升高，称为晨峰血压。在夜间安静状态下，可出现血压降低，即波谷血压。如果高血压患者能控制好晨峰血压，同时不引起睡觉时波谷血压过低，导致血供不足，则属于良好的血压节律控制。

　　（3）注意事项：测量前，要至少休息5分钟以上，30 分钟内禁止吸烟或饮咖啡，排空膀胱。测量血压的时候，尽量是坐位，然后放松。测量过程中要准确、规范，且高血压患者应相隔 1 ~ 2 分钟重复测量 2 ~ 3 次，并取平均值。测量后对所测得的血压数值进行记录，同时应记录心率，以监测血压变化，帮助医生进行用药调整。

（作者 袁炜）

8 医生总是说我的血脂不达标，可我的血脂报告显示指标在"正常范围"内啊？

自从心梗劫后重生后，老王很关心自己的血化验指标。老王记得林主任查房时说他的血脂高、不达标，但老王的血脂报告显示指标在"正常范围"内，这是怎么回事呢？

医院的化验单均会注明各项血脂指标的正常值范围，其实所谓的正常参考值并无太大意义。各项血脂参数都在正常值范围内就是健康的概念是错误的。所谓的正常值是相对的。不同人群的相对安全的胆固醇水平是不同的。

低密度脂蛋白（LDL）是粥样硬化斑块的核心物质，而他汀类药物可以直接降低 LDL 的水平。强化降低 LDL 是延缓甚至逆转斑块进展的基石。

LDL 水平与动脉粥样硬化进展呈线性关系，低密度脂蛋白胆固醇（LDL-C）越低，斑块进展越趋于延缓甚至逆转。因此，采用强化降低 LDL-C 水平，延缓动脉粥样硬化斑块进展的他汀治疗策略至关重要。

对于急性心肌梗死患者，调脂治疗目标值为 LDL < 1.4 mmol/L，且较基线水平降幅 ≥ 50%；

对于稳定性冠心病患者，调脂治疗目标值为 LDL < 1.8 mmol/L，且较基线水平降幅 ≥ 50%；

对于冠心病合并高风险因素患者，调脂治疗目标值为 LDL < 1.4 mmol/L，且较基线水平降幅 ≥ 50%（高风险因素包括：复发的动脉粥样硬化性心血管事件；冠状动脉多支血管病变；糖尿病；心、脑或外周多血管床动脉粥样硬化性心血管病；LDL ≥ 4.9 mmol/L）。

（作者 杨凌超）

9 听说降血脂药伤肝，我会管住嘴，能先不吃药吗？

老丁之前听别人说降血脂药伤肝，想着平时自己自控力还行，吃的少胆固醇不就降下来了？于是就问林主任：我可以管住嘴，能先不吃降脂药吗？

人体的胆固醇来源于两部分，自身合成的约占80%，膳食中摄入的胆固醇，约占20%。胆固醇的吸收率是随着摄入量的增加而递减的，即吃进去的胆固醇多时，体内胆固醇的吸收率就会降低、合成减少、排泄增加，在这样的机制下，饮食中减少胆固醇的摄入量，对血液中胆固醇的影响，作用并没有那么明显。

大多数人血液中胆固醇水平升高的最主要原因，是身体内胆固醇代谢异常，而不是胆固醇摄入过多。因此，单靠饮食控制作用有限，还是要靠改变胆固醇代谢的药物来降低血液中的胆固醇水平。他汀类药物不仅能抑制体内胆固醇合成，降低LDL，还可以抗炎、保护血管内皮功能、稳定动脉粥样硬化斑块，降低心脑血管事件的发生。

建议在医生的指导下正确使用他汀类药物进行规范治疗，同时合理平衡饮食。

（作者 杨凌超）

10 装了支架后为什么让我吃胃药？

老王翻了翻每天护士给他的用药清单，上面注明了每个药的作用。咦，怎么还有胃药啊？

抗血小板药物是治疗冠心病的"基石"药物之一。在急性心肌梗死期，或者是支架术后，我们一般使用两种抗血小板药物，也就是双联抗血小板药物，简称为"双抗"。它们在急性心肌梗死及支架术后的治疗当中起到了至关重要的作用。一般使用的药物是阿司匹林、氯吡格雷，或者替格瑞洛。它们的主要副作用之一，就是对胃黏膜的损伤和刺激。使用这些药物，特别是两个抗血小板药物同时使用的时候，相应增加了消化道出血的风险。所以为了减少消化道的刺激、降低消化道出血的风险，对使用双抗的患者，医生会评估出血风险后给予胃黏膜保护剂。最常使用的一类药物叫质子泵抑制剂，又叫 PPI，也就是我们临床当中经常使用的拉唑类药物。因此，给冠心病患者使用胃药，主要是出于对胃黏膜的保护，防止冠心病双抗的副作用。

（作者　杨凌超）

11 坚持吃药就万事大吉了吗？

　　林主任耐心地将关于冠心病用药的问题一一解答，微笑地提问大家：冠心病坚持吃药就万事大吉了吗？

要积极防治冠心病，做到"三个坚持"很重要：坚持冠心病的药物治疗不动摇；坚持控制冠心病的危险因素不动摇；坚持健康的生活方式不动摇。

第一，坚持冠心病的药物治疗不动摇

冠心病患者需正确面对疾病，要知道一旦患病需终生用药，调整好心态。

第二，坚持控制冠心病的危险因素不动摇

引起冠心病的危险因素有很多，有的危险因素是不可改变的，比如性别、年龄和遗传因素；有的危险因素是可以改变的，比如吸烟、高血压、高血脂、高血糖、肥胖等。积极控制危险因素，可延缓冠心病的进展。所以要坚决地戒烟，积极地控制血压、血脂、血糖以及体重。

在这里讲一下"三高"：即高血压、高血脂、高血糖，三高对冠心病的影响毋庸置疑。高血压患者冠心病的发病率增加 3 ～ 4 倍；糖尿病是冠心病的等危症，也就是说，患了糖尿病就相当于患了冠心病；高血脂尤其是 LDL，是形成动脉粥样硬化最主要的原因。

因此，一旦发现自己有三高，一定要积极治疗。因为三高都是慢性病，平时可能没有什么明显的症状，出现症状可能需要十几年慢慢的积累，因此有些人就会觉得无所谓，等出现状况，往往后悔莫及。

第三，坚持健康的生活方式不动摇

（1）戒烟

吸烟和二手烟暴露是心脑血管疾病最主要的可预防因素。一定要戒烟，避免被动吸烟。

（2）戒酒

酒精对心血管系统的影响尚有争议，故不推荐饮酒。不饮酒者，不建议适量饮酒。

（3）合理膳食

食物多样化、粗细搭配、平衡膳食，控制总热量，防止超重和肥胖。

强调植物性食物，多食全谷类、新鲜蔬菜、水果、豆类；每周食 1 ~ 2 次鱼。

低脂饮食，限制胆固醇和饱和脂肪酸的摄入，避免摄入反式脂肪。限制富含胆固醇的动物性食物，如肥肉、动物内脏、鱼子、鱿鱼、墨鱼、蛋黄等，尽量减少摄入肥肉、肉类食品和奶油，尽量不用椰子油和棕榈油，适量使用植物油（橄榄油、菜籽油、葵花籽油、大豆油、花生油、玉米油、茶油等），少吃含有人造黄油的糕点、含有起酥油的饼干和油炸油煎食品。

低钠高钾饮食，低钠高钾饮食主要是为了预防高血压。每天食盐不超过 6g，包括味精、防腐剂、酱菜、调味品中的食盐，减少烹饪、调味品用盐（包括食盐、酱油及酱制品）；建议多摄入蔬菜和水果，保障足够钾的摄入。

减少精制米面、甜食的摄入。避免饮用含糖饮料，包括添加糖的软饮料和果汁。

（4）坚持适量运动

冠心病在病情稳定期间没有心绞痛发作和心肌缺血的其他症状时，可以进行适量的有氧运动。有氧运动包括慢走、打太极拳、平地蹬自行车等。运动的量应该根据身体的情况、体力活动的习惯和心脏功能的状态而定，运动要循序渐进，以不引起胸闷、胸痛、心慌、气短为原则。

需要注意的是，冠心病的范围很广，有没有症状的冠心病患者，也有发生心肌梗死后的患者，这两种人，运动能力肯定是有区别的。因此，关于运动，要量力而行，不要勉强，运动完后要感觉舒适，而不是感觉不舒服。

（5）规律的作息

作息规律很重要，不要熬夜，早睡早起，起床宜缓不宜急。每天尽量在同一个时间段休息，养成良好的习惯。

（6）良好的心态

保持心情舒畅、乐观，情绪稳定，避免强烈的情绪波动。

另外，尽量避免导致冠心病发作的诱因，如饱餐、用力排便、过度劳累、精神紧张和情绪激动、突然的寒冷刺激等。

（作者 杨凌超）

12 戒烟做不到，那我少抽几支可以吗？

老王听了林主任关于戒烟的宣教，有点愁眉苦脸，他抽了半辈子的烟，戒烟做不到，少抽几支可以吗？

吸烟造成心血管病发病年轻化，使首次发生心肌梗死的时间提前 10 年，使急性心肌梗死的患病风险增加最高达 7 倍，即使很少量吸烟（如每天 1～5 支）也可增加 40% 急性心肌梗死发病的危险。

来自针对近 700 万人的研究发现，每天只抽 1 支烟，会使男性冠心病风险增加 74%，女性增加 119%；每天抽 20 支烟，会使男性冠心病风险增加 127%，女性增加 295%。结论是：抽烟会显著增加人们患心脑血管疾病的风险，但与抽烟量关系不大。每天 20 支的风险和每天 1 支的风险，就相当于被货运火车撞和被小卡车撞的区别，总之都很危险。因此，目前唯一确定安全的做法就是彻彻底底地戒烟。

所以，还等什么？马上戒烟吧！戒烟越早对身体健康越好！

（作者 杨凌超）

39

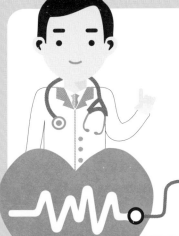

第 3 篇

心脏起搏器、心脏再同步治疗和植入型心律转复除颤器

1 心脏是如何跳动的？

正值世界杯球赛，酷爱足球的老项天天熬夜看比赛。这几日老项时常能感觉到自己心脏在跳动，而且跳得很重，赶紧来心内科看医生，检查后发现他一切正常。医生告诉老项，他的这种不舒服叫做"心悸"，不用担忧，并且叮嘱老项要保证充足的睡眠。老项问医生：我的心脏是如何跳动的呢？究竟是什么在控制心脏跳动啊？

心脏是人体最重要的器官之一。心脏犹如一个水泵，全身的血管就是与"水泵"连接在一起的管道。血液通过心脏的跳动在这些"管道"中不停地循环流动。因此，心脏的跳动关系到人的正常生命活动。

心脏的跳动其实分为两步：第一步是"舒张"，就是血液回到心脏，心腔变大；第二步是"收缩"，就是血液被泵出去，心腔变小。心脏一共有4个心腔，包括2个心房（左心房、右心房）和2个心室（左心室、右心室）。两个心房是同时舒张和收缩的，两个心室也是同时收缩和舒张的。但是，心房和心室的收缩和舒张是相反的。回到心脏的血液先进入心房（心房舒张），然后从心房（心房收缩）进入心室（心室舒张），再从心室（心室收缩）被送出心脏。

心腔收缩和舒张是通过心肌细胞的变长（"舒张"）和变短（"收缩"）来完成的。人体的四个心腔包含了20～30亿个心肌细胞。每一个心肌细胞虽然都有舒张和收缩的自主性，但是正常情况下全都受到心脏"传导系统"的控制。

心脏的"传导系统"是一个有组织的、有纪律的"部门"。其中有一个地方叫"窦房结"，是负责正常心脏跳动的"司令部"。窦房结发出的信号通过"传导束"被快速地发送到心房的每一个细胞，让它们一起收缩。之后，这个信号继续向下传递，并在一个叫做"房室结"的地方减慢传递速度，目的是让心房有充分的时间完成收缩。信号通过房室结后，传递速度一下子就又变快了，这要归功于一类叫做"浦肯野纤维"的细胞。在正常情况下，浦肯野纤维细胞能够用不到 0.1 秒的时间通知到所有的心室细胞同步收缩。我们的心脏就是在"心脏传导系统"的精密控制下，通过心肌细胞的收缩和舒张来完成每一次跳动的。

"窦房结"这个总管心脏跳动的司令部会根据人体的需求做出反应。当我们运动的时候，窦房结就会让我们的心脏跳得快，增加血液的流动，给肌肉提供更多的"燃料"；当我们睡眠的时候，窦房结就会让我们的心脏跳得慢一点。我们的心跳也会受到神经的调控，比如当我们遇到危险或者遇到重要考试非常紧张的时候，心跳就会加速。但是，这种调节都是人体本能的调节，不受大脑高级活动的调控。

（作者 孙士群）

2 医生说的"心悸"是什么意思？严重吗？

王阿姨是一位退休工人。两周前，王阿姨受凉感冒，还发烧了2天。最近这3天王阿姨的感冒已经完全好了，但是心脏却出现了问题。她总觉得心脏有时候会突然提前跳一下，似乎跳到了嗓子眼。而且这种感觉一阵阵的，有时候发作很频繁，有时候大半天的一次也没有。她来医院看病，医生详细询问了病情后在病卡上写下"心悸3天"。王阿姨心里犯了嘀咕：这个"心悸"是什么意思？严不严重啊？

"心悸"是一个医学术语，也就是医生们使用的特定语言。患者讲述自己情况的时候内容会很多，然而医生不可能把患者讲的话原封不动地全都记录下来，而是要根据自己的知识经验做出判断，并且用特定的医学语言和逻辑思维进行整理和记录，以便自己和同行了解患者的病情和看病经过。

"心悸"被用来描述患者主观感受到的一种心脏跳动不适感或者心慌感。当患者心跳过快、过慢或者不规则的时候，患者会产生一种不舒服的感觉，即被称为"心悸"。有时候，患者虽然心跳出现了问题，但是自身并没有感到不舒服，就不能称为"心悸"。而有时候，患者心跳正常、所有检查也都没有发现问题，却仍然有心跳不舒服的感觉，这种情况也被称为"心悸"。这种"心悸"可能和心脏本身关系不大，而是焦虑、紧张等精神因素引起的心脏不舒服。因此，"心悸"只是一种主观感受，并不代表疾病的严重程度。

有一点要提醒大家：看病的时候，医生并不希望患者过多使用医学术语来表达主观感受，而是希望患者能够提供具体、细致的描述。这是因为术语的使用其实是医生根据自身的医学专业知识以及临床经验对患者病情做出的一个判断，并且直接影响到患者后续疾病的诊断和治疗。而患者往往受到自身专业背景的局限，对医学术语内在含义缺乏正确认识，可能会因为不恰当地使用医学术语误导医生，甚至遗漏重要信息并造成诊断和治疗的延误。

（作者 陈肯）

3 为什么我的心跳变慢了？

张老先生 70 多岁了，有多年高血压病，长期服用降压药物，还有肾脏病，肌酐（一个反映肾功能的指标）轻度升高。医生说这是长期血压高引起的肾功能减退，一定要好好控制

血压，不然肾脏再坏下去麻烦就大了。因此，张老先生的女儿贴心地为他买了一个电子血压计，不仅可以测血压还能够测心跳。张老先生也经常在家里测血压，定期汇报给医生。最近几天张老先生一直觉得人没啥力气，特别不想动，担心是天气冷、血压高了，赶紧拿出血压计测了一下血压。结果张老先生发现自己的血压还算正常，但是心跳却特别慢，只有40多次，可是自己平时的心跳都有七八十次啊！女儿赶紧把张老先生送到医院，医生又是问他最近吃了什么药、吃了多少，又是开心电图和抽血检查给他。张老先生说：医生啊，为什么我的心跳变慢了？我现在感觉还可以，能不能就开点药给我吃，不要做这么多检查啊？

正常情况下，我们心脏每分钟跳动60～100次。每分钟的心跳低于60次就被称为"心动过缓"。如果心跳太慢，就会引起供血不足。比如脑供血不足，患者就会出现头晕，特别想睡觉，严重的时候还会晕倒。如果这个时候患者正好在走路，就会突然摔倒，轻则摔痛、擦破皮，重则造成骨折或者脑出血。心跳慢也会让肌肉出现供血不足的问题。就像张老先生那样，觉得人没力气、不想动。因为运动时肌肉需要更多血液，而心跳慢导致供血跟不上，所以他就会不想动，动多了不舒服。

"心动过缓"不仅会引起很多问题，而且还

都是有原因的。心跳慢要治疗，但是原因不找出来，这个心跳慢是怎么也看不好的。

有一类降压药物叫做 β 受体阻滞剂（β 读音近似"倍他"），它通过减慢心跳、减轻心脏的收缩力来降低血压。如果高血压的患者服用这类药物过多，就会引起心跳慢。这就是为什么医生要问张老先生平时服用哪些降压药以及用量的原因。像这种情况引起的心动过缓就需要立即停用相关药物。

血液内有一种元素叫"钾离子"，这个钾离子高了也会引起心跳变慢，严重的时候会导致心脏停跳。肾脏病患者特别容易出现这种情况，尤其是尿毒症患者。因为肾脏是人体调节血液钾离子数量的重要器官，如果血液里钾离子多了就通过尿液多排出去一些，如果血液里钾离子少了就少排出去一些。而肾脏病患者这个调节功能受到影响，钾离子排泄能力下降，就非常容易引起"高钾血症"，导致心动过缓。这种情况下，就需要使用特定药物把血液钾离子浓度降下去，紧急情况下甚至要进行血液透析。这就是为什么医生要给张老先生进行抽血化验，就是要检查一下有肾脏疾病的张老先生是否肾脏功能出现了问题、血液里面这个钾离子是否升高了。当然，即便没有肾脏疾病病史的患者在出现心跳慢的时候，也应当常规检查血钾浓度和肾功能。因为肾脏又被称为"哑巴器官"，它刚出现问题的时候常常人没有感觉不适。

此外，急性心肌梗死、急性心肌炎、部分药物都会引起心动过缓。这些问题解决了，心跳慢的问题也就可以解决了。

有的患者心跳慢是心脏"传导系统"病变引起的。比如作为司令部的"窦房结"发不出合适的指令了，或者信号传递过程中的中转站"房室结"出现了问题、信号传不下去了。引起心脏传导系统病变的原因其实也有很多，衰老引起的退行性变或者黏液样变性、心脏淀粉样变性、风湿性疾病、甲状腺疾病等很多疾病都会对心脏的传导系统产生破坏，让它们不能正常工作。目前的医疗水平是没有药物可以治疗衰老或此类原因导致的心动过缓，病情严重的患者只能通过在身体里面装一个"起搏器"，来代替"传导系统"的作用让心脏正常跳动。

（作者 于瀛）

4 电子血压计上的"心跳"是真的"心跳"吗？

马大姐是位退休会计，平时做事特别仔细。自从患了高血压，马大姐对家庭自测血压就特别上心。现在的电子血压计测量血压的同时还能测量"心跳"，马大姐平时测血压都同时记录自己的心跳，一直在 65 次左右。最近几天马大姐有时候会觉得心慌，测量血压发现自己的心跳只有 50 次，比平时慢了很多。马大姐赶忙来医院看病，告诉医生自己心跳慢了。医生给马大姐做了检查后，告诉她不是心跳"慢"而是心跳"快"了。马大姐很疑惑，电子血压计上的"心跳"不是真的"心跳"吗？

　　电子血压计是通过袖带捆绑处测得的动脉搏动（即"脉搏"）次数来计算心跳的。这个数字边上虽然有一个"心脏"的图标，但是并不代表心跳的次数，而是脉搏次数。有时候心跳快的毛病也会在电子血压计上显示为"心跳慢"。

　　当我们的心脏发生 "早搏"时就有可能发生类似的情况。比如，出现在心房的"早搏"可能没有能够进一步把收缩信号传递到心室，那么心室因为没有收到指令就不会收缩，动脉里面也就不会有血液流动，从而不会引起血压计袖带下动脉发生搏动。血压计测量到的"心跳"就会减少。如果一分钟里面这样的早搏数量多了，动脉搏动的次数低于60次以下的时候，电子血压计就会提醒用户"心跳慢"了。有时候，出现在心室的"早搏"虽然让心室收缩，但是因为这个让心室收缩的信号来的太早，我们的心室内没有足够的血液。这种情况下虽然心室内的血液被送入了血管，但是由于血量太少了，不足以引起距离心脏较远的血压计袖带下的动脉发生搏动，电子血压计也就不能记录到这个心跳。一分钟内这种早搏次数多了也会让脉搏次数减少。

准确地说，电子血压计测出来的"心跳慢"是指脉搏次数少，脉搏代表了能够真正发挥作用的心跳次数。虽然，电子血压计测的"心跳慢"不一定是真的心跳慢了，而是脉搏（即动脉搏动）的次数少了，这同样说明心脏有问题，需要及时就医。医生会使用听诊器、心电图、甚至 24 小时心电图等给患者做进一步检查。

（作者 李千一）

5 心脏起搏器的作用——"你不跳了它来跳"

叶奶奶今年80多岁了，有冠心病、高血压和糖尿病多年，平时都按时服用药物，血压、血糖控制得都还蛮好。叶奶奶很早就发现有心跳慢的毛病，但是一直不太严重。医生说是叶奶奶心脏里面负责控制心跳快慢的"司令部"窦房结"老化"了，虽然暂时不需要装心脏起搏器，但是要经常关心自己的心跳。最近叶奶奶发现自己的体力越来越差，心跳常常一分钟50次都不到。子女想着叶奶奶是到了要装起搏器的时候了，可是叶奶奶说自己已经那么大年纪了，心脏跳不动也没办法，而且自己还有好几种其他疾病，装起搏器又有什么用呢？

心脏"跳不动"往往是指负责心脏收缩舒张的心肌细胞出现了问题，比如心肌梗死、心肌病等。心脏"跳不快"是负责心脏跳动快慢的传导系统出现了问题，不能正常"通知（兴奋）"心肌细胞收缩舒张。

心脏起搏器是一种非常智能化的电子设备，它的主要功能就是让心跳不要停止或者不要跳得太慢。它会每时每刻"监督"心脏的跳动情况。当发现患者心跳低于预先设定的最慢心率时，它就会通过一个名为"电极导线"的细管子发放一个信号（即"电脉冲"）让心脏跳动1次。

那它究竟是怎样工作的呢？当植入起搏器的患者的心脏出现1次跳动后，起搏器就开始1秒钟的等待。如果等到1秒钟患者还没有自身心跳，起搏器就发出信号让心脏跳1次；如果在1秒钟内起搏器发现患者心脏有了1次自身跳动，就重新开始1秒钟的等待。因此，装了永久起搏器的患者的心跳通常不会低于医生事先设定好的最慢心率，通常是一分钟60次，有时候医生根据患者病情需要进行调整。

随着我国经济水平和医疗水平的提高，老百姓的寿命越来越长。像叶奶奶这种因为心脏传导系统发生"老化"而需要装起搏器的患者也越来越多。虽然心脏起搏器只能解决叶奶奶"心跳慢"的问题，但是她的其他疾病在药物帮助下也都能够获得控制，完全没有必要放弃植入起搏器的治疗。

通过医生的解释，叶奶奶终于放心了，说到："这个起搏器原来这么聪明，我自己的心脏不跳了，它就来帮忙叫它跳啊！"

叶奶奶顺利地接受了起搏器植入手术。出院的时候医生告诉叶奶奶，她的起搏器设定的最慢心率在1分钟60次，如果家中电子血压计测得的心率在1分钟58次或者59次也是正常的，但是低于58次就不正常了。万一出现这种情况，一定要立即到医院进行检查，排除起搏器电池耗竭或者出现故障的情况，当然也可能是起搏器的某些特殊功能造成的。

（作者 梅莉）

6 起搏器的单腔和双腔是什么意思？

李阿姨因为心跳慢住进了病房，准备接受起搏器植入手术。同病房还住了另外两位患者，分别是张阿姨和叶奶奶，也是因为"心跳慢"住的医院，而且已经都做好了起搏器植入术。张阿姨是个健谈的人，看到新住进来的李阿姨就热情地攀谈起来。张阿姨对李阿姨说：叶奶奶装的是双腔起搏器，我装的是单腔起搏器，医生说我这个病装不了双腔起搏器。那你是要装双腔还是单腔啊？李阿姨一下子被问住了，起搏的单腔和双腔是什么意思啊？

　　常规的心脏起搏器主要包括两个部分：一个部分叫脉冲发生器，是起搏器的"大脑"，能够分析心脏跳动的各种信息并且做出起搏还是不起搏的决定，还能够将所有的信息储存起来，供"程控仪"调阅，让医生分析；另外一个部分叫电极导线，导线的一头连在脉冲发生器上，另一头和心脏连接。电极导线能够感受心脏自身的跳动，并将信息传回到脉冲发生器，这个功能叫做"感知"，同时也能够将脉冲发生器的起搏信号传递到心脏让心脏跳动，这个功能叫做"起搏"。

　　心脏起搏器的脉冲发生器只有一个，而连接脉冲发生器的电极导线可以有一根或者两根。连接一根电极导线的起搏器被称为"单腔起搏器"，连接两根的被称为"双腔起搏器"。还有一些起搏器可以连接三根或者四根电极导线，被称为三腔起搏器或四腔起搏器，后面这两类起搏器临床上用的很少。

　　心脏有四个心腔，两个心房（左心房、右心房）和两个心室（左心室、右心室）。先两个心房同时收缩，再两个心室同时收缩，这个过程被称为"房室顺序"收缩。

　　绝大多数双腔起搏器的两根电极导线，一根被放在右心房，另一根被放在右心室。放在右心房的电极导线只能感知右心房的收缩，脉冲发生器发放的电信号通过这根导线也只能让右心房收缩；同样，放在右心室的电极导线也只能感知右心室的收缩活动和刺激右心室收缩。

　　为了最接近心脏正常的收缩顺序（先心房后心室），安装双腔起搏器是最好的方案。右心房的电极导线感知到右心房收缩后，会将这个信息传回脉冲发生器，脉冲发生器就会监测收缩信号有没有在正常时间内被患者自己的"传导系统"传递到心室内，让心室收缩。如果患者的心室没有在规定的时间内发生收缩，脉冲发生器就会发出起搏信号，通过右心室的电极导线刺激右心室收缩。这样就可以模拟正常的房室顺序收缩，而且也能够尽可能让患者自己的心脏跳动。同理，心室的收缩信号（不管是心脏自己收缩了还是起搏器刺激心脏收缩了）会通过放在右心室的这根电极导线传递回脉冲发生器，后者继续监测患者的右心房有没有在规定的时间内发生收缩。如果没有收缩，那么脉冲发生器就会通过放在右心房的电极导线发送起搏信号刺激心房收缩；如果有收缩，那么脉冲发生器就会重新启动计时，监测患者的右心室有没有在设定的时间内发生收缩。由此保证患者的心房和心室按照一定的顺序依次收缩和舒张。

　　既然双腔起搏器最符合正常人的需求，那么为什么张阿姨只装了单腔起搏器呢？

　　单腔起搏器这唯一的一根电极导线可以放在右心房，也可以放在右心室。但是目前放在右心房的起搏器临床上已经很少使用了。一方面因为心脏最重要的收缩是由左右心室完成的。另一方面，心房起搏只能解决窦房结的问题，解决不了房室结的问题，而窦房结这个司令部发放的信号还是要通过房室结这个中转站才能传递到心室。虽然有的患者在最初安装起搏器的时候只是窦房结出现了问题，房室结还是正常的，但是谁又能保证房室结以后不会出问题呢？到了那个时候，如果仅仅在右心房放置一根导线，这台起搏器就成了摆设，起搏信号还是无法传递到最关键的心室。

　　那么什么样的情况下患者只能安装单腔起搏器呢？那就是永久性心房颤动又有心室跳动过缓需要安装起搏器的患者。**心房颤动**是一种比较特殊但是在老年人中又非常常见的心律失常。心房颤动患者的心房已经失去了正常的收缩功能，而是以一种无序的状态发生着每分钟大约 500 次的颤动。因此，这类患者的心脏早就失去了心房和心室顺序收缩的功能。这个时候心房电极导线的植入也就失去了意义，只能安装单腔起搏器，而且这根电极导线是放在右心室的。

　　随着科技的进步，目前也有无线起搏器，就是没有导线的起搏器，可以被直接放在患者的右心室内。

（作者　于瀛）

7 心脏起搏器是如何被装到身体内的呢？

李阿姨明天就要进行心脏起搏器植入手术了，她要装的是双腔起搏器。听同病房的张阿姨说，这个手术虽然在手术室进行，但是整个过程都是清醒的。李阿姨是一个胆小还怕痛的人，听说了这事难免有些害怕。正好女儿女婿来医院看望李阿姨，而且医生也要找家属谈话签字。女儿女婿就陪着李阿姨来找做手术的刘主任，女儿问刘主任：心脏起搏器是如何装到我妈妈身体里面的呢？

心脏起搏器植入手术，就是老百姓通常说的"装起搏器"，是一种常见的心血管内科手术（注：这里所指的是双腔起搏器或者单腔起搏器植入过程）。

起搏器的脉冲发生器通常只有一个袋泡茶的茶包大小，大约重 20 克。这个脉冲发生器会被埋在患者左侧或者右侧前胸靠近肩部的皮肤下面。手术的时候，医生会在局部肌肉内打一些麻药，让患者感受不到疼痛。打过麻药后，医生会小心地在患者皮肤上划开一个小口子，然后将下面的两层肌肉暂时分离出一个小口袋，大小正好能够将这个脉冲发生器放进去。这个小口袋还有一个名字叫"囊袋"。脉冲发生器被放到囊袋内，并用丝线固定在肌肉中以避免移位。之后，医生又会将电极导线穿进锁骨下面的一根静脉里，将导线沿着静脉分别送到右侧的心房和心室里面，并轻轻插入肌肉中。电极导线的头端需要几天时间才能和心肌长牢固，因此在术后的前三天患者都会被要求卧床休息。当电极导线插到位后，医生就会将导线和脉冲发生器连接起来，并当场对起搏器的功能进行测试。测试正常后，医生就会把患者的皮肤缝起来，起搏器植入手术也就完成了。

有的缝合线是不能吸收的丝线，需要在手术一周后拆掉。有的缝合线可以自行吸收，不需要拆线，那样患者就可以更早一点出院。至于使用什么线来缝合伤口，医生会根据患者手术的具体过程、权衡利弊后进行选择。即便需要拆线，也是一个非常简单的事情，在病房内就可以完成，过程仅需要数分钟。

听了刘主任的讲解，李阿姨也放下了思想包袱，安心地等待第二天的手术了。

（作者 于瀛）

8 永久起搏器不"永久"——起搏器多久需要进行更换？

李阿姨的起搏器植入手术进行得很顺利。刘主任给李阿姨用了可吸收的线缝合了手术切口，因此李阿姨不用等一周就可以出院了。出院的时候，李阿姨拿到了医生给的出院小结，上面写着"永久双腔起搏器植入术"。李阿姨问医生，永久是不是可以用一辈子的意思啊？

　　心脏起搏器的工作需要用电，而这个电来自于脉冲发生器内的电池。目前现有的心脏起搏器电池是一种一次性电池，没有办法充电。这就意味着当脉冲发生器内的电池电量快用完的时候，患者就需要更换一台新的心脏起搏器。因此，每台心脏起搏器都有使用年限，并不能用一辈子。这个"永久"其实是相较于"临时"起搏器而言，意指使用的时间更久。

　　一般而言，起搏器的生产厂家都会给起搏器定一个保质期，一般是 6 年。也就是说，如果每一次心脏跳动都是通过起搏器来发号命令的话，这台起搏器可以让患者使用 6 年。但是，有很多患者的心脏并不是完全依赖起搏器进行跳动的，甚至有些患者只有很少的时间需要用到起搏器。那么这种情况下，患者的起搏器就可以使用更长的时间，超过厂家的保质期。当然，起搏器每时每刻都在监测心脏的跳动情况，这个工作也是会消耗一部分的电量，并不是只有起搏的时候才耗电。

　　因此，植入心脏起搏器的患者每年需要到医院对起搏器进行"程控"，也就是通过特殊的仪器检查一下这台起搏器是否工作正常，估测一下电池还能用多久。因为起搏器使用的年限比较长，到了快 6 年的时候患者记得一定要到医院进行检查。不然，一旦电池耗竭（电池用完的意思）起搏器就会停止工作，患者将再次陷入危险的境地，尤其是起搏器使用率高或者完全依赖起搏器的患者，电池耗竭可能致命。一般而言，当程控显示起搏器的电量还剩下半年的时候就需要尽早进行更换手术了，因为程控也只是大约估算，并不能保证这台起搏器一定能再工作半年。

更换起搏器手术和第一次植入起搏器的手术还是有所不同的。导线一般可使用十几年，拔除导线可能带来心脏穿孔的危险，因此只要导线仍正常，就只更换脉冲发生器，手术也就更加简单。

（作者 于瀛）

9 医生为什么要给我装个临时的起搏器，不能一步到位给我装个永久起搏器吗？

老赵是一名退休教师，今天他和往常一样一早起来准备去公园晨练，可还没有出门就一头栽倒下去，幸运的是他很快就清醒了。家属将老赵送到了医院抢救室，床边监护仪显示老赵的心跳每分钟只有 38 次。经过检查后，医生告诉老赵，他的晕倒和心跳慢是因为发生了一种叫做"三度房室传导阻滞"的疾病，起因是他得了急性心肌梗死。
老赵接受了紧急手术。医生发现老赵心脏的一根冠状动脉
发生了堵塞，为他打通了血管并且放了一枚支架。与此同时，
医生还给老赵安装了一个"临时起搏器"来治疗心动过缓。
手术结束后老赵被送入了重症监护室，负责给他看病的陈
医生告诉老赵，他现在的心跳一半是自己跳的，还有一半
是临时起搏器帮助他跳的。老赵和陈医生说："我有一个
亲戚装了一个永久起搏器，可为什么给我装临时起搏器？
蛮好一步到位给我装一个永久起搏器！"

引起心跳慢的原因分为两种：一种叫"可逆性"
原因，也就是说只要把引起心跳慢的病因找出来、
治疗好，患者就可以恢复正常的心跳，而不需要
装永久起搏器；另一种叫"不可逆性"原因，就是
说引起这个心跳慢的病因就算能够找到并且治疗，
患者的心跳也恢复不了正常。如果心动过缓会危及
生命，就只能植入永久起搏器。

老赵的心跳慢是因为给"房室结"供血的血管
阻塞（急性心肌梗死）造成房室结功能暂时丧失，
从"窦房结"传来的起搏信号不能被进一步传递到
心室而引发的。医生给老赵开通血管后，房室结的
缺血问题就得到了解决，功能也就能够恢复正常。
对于像老赵这种"可逆性"原因引起的严重心动过缓，

是没有必要装永久起搏器的。有的患者可以在手术过程中立即恢复正常心跳，甚至不需要植入临时起搏器；而有的患者，就如老赵，可能需要几天时间才能够完全恢复正常。这个时候医生就会给患者装一个临时的起搏器帮助患者渡过这段危险时期。

　　临时起搏器同永久起搏器一样具有感知和起搏的功能。脉冲发生器是在体外，通过特殊导线一直通到心脏。电极导线通常放在右心室，但不是固定在心肌里而是轻轻地搭在心肌上，更容易脱落。因此要求患者尽量卧床休息，不能动得太多，要不然就只能再进手术室重新安装临时起搏器了。

（作者　于瀛）

10 装好起搏器就不能乘飞机，有这回事吗？

　　李阿姨自从安装了心脏起搏器以后，一直在家休息为主，出院以后心情一直低落。老伴提议一起出去旅游散心。但是安装的起搏器让李阿姨有了顾虑。一方面担心自己的起搏器不能通过机场的安检，另一方面又怕安装了起搏器会不会不适合高空飞行。为此李阿姨又来门诊找到了刘主任，询问自己是否可以坐飞机出门旅游。

起搏器是植入人体心脏的治疗设备，植入后对日常生活影响不大，所以乘飞机是没有问题的，但如果是中老年人飞行，则应选择飞行时间较短的航线，避开强磁场的环境，以免影响起搏器的工作。安装起搏器的患者乘坐飞机、高铁均不受影响。坐飞机过安检通道时，记得出示起搏器植入证明，要告诉安检人员，你身上安装了起搏器。否则一方面会有警报响，另一方面有高磁性的检测仪器靠近起搏器会对起搏器产生干扰，甚至出现危险。

（作者 相银）

11　装好起搏器能运动吗？

　　李阿姨起搏器已经安装了半年了，这半年里她连日常做家务都小心翼翼，生怕身体里的起搏器导线脱落，亦或是起搏器从手术切口掉出来。李阿姨一直有晚饭后出门散步的习惯，现在每天闷在家里大门也不敢迈，这让她心情抑郁。为此李阿姨又来门诊找到了刘主任，询问自己能不能活动。

　　装心脏起搏器的人也是可以运动的。一般对于装心脏起搏器的人，在植入早期，也就是1～3个月内，植入侧的上肢活动有可能会影响到起搏器伤口愈合和导线位置的固定。所以在植入早期，建议进行一些轻微运动及日常家务劳动即可。3 个月以后，导线和心肌基本上已经固定，而且囊袋也已经完全愈合，这个时候进行一些日常运动是不受影响的，但是在进行运动时，一定要多注意，不能够剧烈运动，尤其是装起搏器一侧的上肢。

（作者 相银）

12 装好起搏器能做磁共振检查吗？

　　李阿姨起搏器已经安装两年多了，期间一直坚持去医院进行起搏器程控。今天早上起床，李阿姨感觉左边身体发麻，走路也不利索。老伴拉着她来医院挂了神经内科的号，神经内科王医生觉得急性脑梗死不能除外，建议做个头颅磁共振检查。但是听说李阿姨安装了起搏器，这让医生犯了难。王医生赶紧电话联系了安装起搏器的刘主任，询问李阿姨起搏器的情况。

　　心脏起搏器能否做磁共振，通常需要结合心脏起搏器的材质来确定。
　　如果使用的心脏起搏器说明书上标注有核磁

安全的字样，说明制造该起搏器的材质不受磁共振检查的影响。但是，在起搏器植入最初的 45 天仍然要避免磁共振检查；一旦超过 45 天，此时起搏器电极在心肌内基本固定，患者就可以安心地接受磁共振检查了。

如果植入的心脏起搏器不是采用抗核磁材料制成的，那么患者通常是不可以接受身体任何部位磁共振检查的。这是因为这类心脏起搏器中含有的金属性质材料会受到电磁干扰，磁共振检查可能会引起起搏器磁性元件损坏，引起起搏器装置和电极移位或信号异常等不良后果，导致起搏器丧失正常起搏心跳的功能，并可能发生误放电，从而导致室颤等情况的发生。

因此，建议安装心脏起搏器的患者在做磁共振检查前先咨询手术的主治医生，询问清楚起搏器的相关信息，明确是否可以进行磁共振等相关检查。值得注意的是，如果患者在起搏器植入前就有明确需要定期接受磁共振检查的疾病，或者预期之后有很大的可能性需要接受磁共振检查的患者，建议选择植入具有抗核磁功能的起搏器。

（作者　相银）

13 心跳快为何要装"除颤仪"？

张先生，65 岁，5 天前因"急性广泛前壁心肌梗死"接受了冠状动脉支架置入术。然而，术后第 4 天的晚上，张先生突发室颤引起心脏骤停、意识丧失，经过医生胸外按压、电除颤等抢救后才恢复了生命，医生给张先生复查冠脉血管造影也没发现其他血管和这次装的支架有问题。为预防再次发生心脏骤停，医生告诉张先生，他的心脏跳得太快而且是不正常地跳得快，再次发作有生命危险，建议他在心脏里植入一个名为"心脏除颤器"的装置，预防心脏猝死。张先生的亲戚因为心跳慢装过起搏器，自己了解了"除颤仪"后心里不禁有点疑惑，这个"除颤仪"怎么和亲戚装的起搏器有点像呢？自己不是心跳快么？

植入型心律转复除颤器，英文简称 ICD，是一种体积小、能植入患者胸部皮下组织的医疗设备。室颤是非常严重的心律失常，发作时需要及时电除颤才能挽救生命。急性心肌梗死患者，很多都是因为发生这种严重的心律失常导致猝死。一旦发生室颤等致命性快速心律失常，ICD 能在数秒内放电电击心脏，使得心律转复为正常心律，从而减少猝死的发生率，延长患者寿命。

ICD 可以预防心源性猝死，是随身携带的"救护车",可以说是心脏的保护神。对于心源性猝死的高危人群,比如有严重的心力衰竭患者、曾经发生过心脏骤停的心肌梗死、肥厚梗阻型心肌病的患者,除了使用药物和定期到医院随访之外,就是植入 ICD。这些患者再次发生室速室颤的风险非常高。ICD 可以自动识别心跳,当这些患者发生室颤的时候,ICD 自动发出电击进行电除颤治疗,及时终止心室颤动,挽救生命。

(作者 相银)

14 我是一个心力衰竭患者,医生建议我装一种特殊的"起搏器"叫"心脏再同步治疗",这个机器真能帮助我的心脏吗?

李先生 10 年前被诊断为"扩张性心肌病",他非常配合治疗,一直规律地在孙主任门诊看病,遵照孙主任的建议服用了多种药物。尽管如此,李先生还是反复因为胸闷气喘、呼吸困难需要住院治疗。最近李先生感觉气喘明显加重,正常走路、上洗手间也会吃不消,不得已再次住院。经过检查后,孙主任发现李先生的左心收缩功能已经非常差了,有一个称为"左室射血分数"的数值仅有 27%,而正常人在 50% 以上,同时李先生的左心室出现了一种名为"完全性左束支传导阻滞"的心律失常。孙主任建议李先生安装一种特殊的"起搏器"叫"心脏再同步治疗",这个仪器不仅

能够改善心脏收缩不同步的问题，还能改善心功能，提高"左室射血分数"这个数值。李先生突然有了希望，但是心里也疑惑，这种起搏器能治疗自己多年的顽固的心力衰竭吗？

心脏再同步治疗，英文简称为 CRT，是心力衰竭治疗中的一项技术。CRT 是一种特殊的"起搏器"。正常情况下，人的左右心室是同步收缩的。严重心力衰竭的时候，左心室和右心室收缩不同步，有的早有的晚，就会让本来收缩功能受损的心脏又做了很多"无用功"。如何判断心衰呢？表现为心脏彩超上的一个反映心脏收缩的指标"左室射血分数"下降到 50% 以下。那又如何判断左右心室收缩不同步呢，表现为心电图上的 QRS 波形的变宽，一般会出现"完全性左束支阻滞"的图形。心脏再同步治疗的目的，就是让收缩不协调的左右心室再次同步起来，一起收缩舒张。

当然，并不是所有的心衰患者都适合安装 CRT，目前安装 CRT 要有明确的指征。那我们的"左室射血分数"减少到多少、"QRS 波形"变宽到多少，才需要"心脏再同步治疗"呢？目前按照国内国外的指南规定，对于已经充分进行改善心力衰竭的药物治疗，但是仍有症状，心电图提示心脏节律为窦性，心电图上的 QRS 波 ≥ 150 毫秒，QRS 波为"完

全性左束支阻滞"的图形，同时"左室射血分数"≤ 35%
的患者，建议进行心脏再同步治疗。

（作者 相银）

15 我没有心跳快的毛病，为何医生还建议我装一个治疗心跳快的"除颤仪"在身体里？

谭先生 2 年前在当地医院诊断为"扩张性心肌病"，经过系统的抗心力衰竭的药物治疗，病情有所缓解。近期又有心衰、气促表现，为了避免加重病情，遂住院进一步治疗。经完善心脏彩超提示心脏射血分数（EF 值）仅 29%，左心室已经很大。刘主任考虑患者出院后猝死风险极大，依据当前国际指南的治疗推荐，建议谭先生行植入型心律转复除颤器（ICD）植入术。谭先生心里有了疑问，自己亲戚李阿姨是因为心跳慢安装了起搏器，自己没有心跳快，为什么也要安装除颤仪？

如果我们把心脏比作一个"发动机"，不停地泵出血液供应全身，那么心脏的传导系统就是发动机的"电线"。发生心律失常就可以理解为"电线"发生了问题。长期慢性心力衰竭的患者，随着心脏作为"发动机"的功能越来越差，"电线"短路或者老化，反映在心电图上，就是容易出现各种心律失常。因此，严重心衰的患者容易出现各种恶性心律失常。什么叫恶性心律失常呢？通常指的是短时间内就可以引起血压下降到很低甚至休克，会随时危及生命的心律失常。恶性心律失常包含心跳过快和心跳过慢。心跳过快的包括心电图上出现室性心动过速、室扑、室颤等快速心律失常。心跳过慢的包括心电图上出现三度房室传导阻滞、病态窦房结综合征等缓慢心律失常。一旦病人出现恶性心律失常的情况，应该及时采取电除颤复律等急救的方法进行治疗。

植入型心律转复除颤器，这种装置体积很小，但功能强大，可以纠正心动过缓、心动过速以及电除颤等功能。其通过电极导管接受来自心脏的电信号，时刻监测着心脏的电活动状况。当心脏电活动正常时，ICD 仅起到监测作用，患者没有任何感觉。对于心衰患者，容易出现各种过快、过慢的心律失常，当恶性室性心律失常出现并持续存在时，ICD 就会根据设定的程序分析这些异常的心脏电活动并采取不同的措施。ICD 可以自动识别心跳，如果太慢了可以进行常规起搏，太快了可以进行抗心动过速起搏，最严重的情况下，也就是发生室颤的时候，可以发出电击提供除颤治疗，及时终止心室颤动，挽救生命。

因此，对于心功能很差，也就是心脏彩超的"左室射血分数"在 35% 以下，这类发生恶性室性心律失常高危的患者，为预防心源性猝死，可以安装 ICD。

（作者 相银）

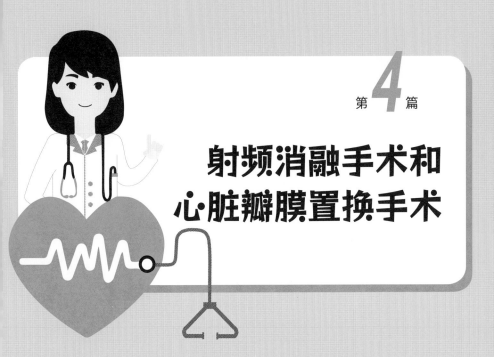

第 **4** 篇

射频消融手术和
心脏瓣膜置换手术

1 心律和心率——一字之差的奥妙

　　唐阿姨是一个心脏病患者，经常需要在医院进行心电图检查。她发现心电图上有 2 个非常接近的词，一个是"心律"，另一个是"心率"。唐阿姨很疑惑，这两个词读音完全一样，就一字之差，那么它们的意思是不是一样呢？

　　心律和心率都是和心脏跳动有关的医学术语。虽然这两个词只差了一个字，但是意思却是不同的。

　　心律是指心脏跳动的节律，通俗地说就是主要负责心脏跳动的最高级别信号是从心脏哪个地方传出来的，或者以心脏哪个地方的信号为主。

　　心率是指心房或者心室每分钟收缩的次数，就是心跳得有多快。正常情况下，心房和心室的收缩是一前一后顺序进行的，心房率（心房跳动的速度）和心室率（心室跳动的速度）是一样的。

（作者 吴春萱）

2 什么是正常的心律和心率?

  老李到了快退休的年龄。以前上班特别忙,单位每年安排的身体检查他都嫌麻烦不愿意去。最近几年,老李经常听到身边的同事或者熟人这个得了心脏病那个得了高血压,老李觉得自己也是该检查一下身体了。今年单位体检老李就主动参加了。拿到报告的时候,老李发现在心电图检查一栏的结果上写着"窦性心律"四个字。"窦性心律"是什么啊?老李一下子慌了神,赶紧找到医生问个究竟。

  正常的心律就是"窦性心律",说明被检查者的心脏跳动是受到"窦房结"这个正常的司令部指挥的。心率的正常范围是一分钟 60 ~ 100 次之间。除此以外的心律和心率都是不正常的。当然,有的医院或者医生会使用"正常心电图"作为检查结果发报告,也是可以的。

(作者 吴春萱)

3 "心律失常"是什么病?

  唐阿姨这几天老是觉得心慌慌。她今天来医院看病,医生让她做了一个心电图检查。看到检查报告上写着"心房颤动"，唐阿姨忧心忡忡地来找医生。唐阿姨问："医生啊，这个心房颤动是什么意思？要不要紧啊？"医生说："唐阿姨，你这是得了心律失常。"唐阿姨问："心律失常是个什么病？"

心脏里面有一个传导系统，专门负责和心脏跳动有关的事情。这个系统既要负责心脏什么时候跳，又要负责把这个跳动的信号从司令部"窦房结"一路传送到心室（心脏收缩最重要的地方），让心室里面所有的心肌细胞一起收缩。但凡这个过程出现了问题，心脏就失去了正常心跳，就被称为"心律失常"。

心律失常是一大类和传导系统有关的疾病的总称。

心律失常可以是司令部"窦房结"出现了问题：可以是让心脏每分钟跳动的信号发出过多，心动过速；也可以是信号发出太少，心动过缓；甚至有时候不发信号，心脏停搏。

心律失常可以是传递信号的通路出现问题：信号有时候传不到心室；或者信号传递的速度过慢；又或者同一个信号传到左边心室和右边心室有快有慢，导致左边心室和右边心室收缩不同步。心律失常也可以是不该发出指令的地方发出了让心室收缩的信号，造成心脏乱跳。

心律失常的表现也多种多样。有的严重到可能危及生命，有的轻到不需要治疗。有的患者感觉特别明显、特别难受，但是他们的心律失常并不严重；有的患者的心律失常已经非常危险了，但是却没有明显的不舒服。

此外，心律失常通常也不会无缘无故地发生，多是由其他的心脏疾病或者心脏以外的疾病引起的。因此，医生在给患者看"心律失常"这个病的时候通常会做一些化验和检查，有些化验和检查甚至看似和心脏没有关系，其实都是在找"心律失常"的原因。只有把原因找出来，才可能把"心律失常"这个疾病治好。

通过上面的介绍，相信大家对"心律失常"这个病有了一点了解。万一得了心律失常，一方面不要紧张害怕，另一方面要积极配合医生做检查、找原因和治疗，千万不要怕麻烦。

（作者 孙士群）

4 心房颤动不治疗又有什么关系呢？

　　唐阿姨觉得这个"心房颤动"只是让自己觉得有点心慌，没有其他的不舒服。她特别怕吃药，老觉得药物有副作用。她问医生：我没有太难受，心房颤动不治疗又有什么关系呢？

　　心房颤动是一种发生在心房的"心律失常"。不仅心脏的两个心房（左心房和右心房）不同步收缩，而且同一个心房内的心肌也不同步收缩，而是以每分钟 500 次左右的速度不停地颤动。其结果导致了两个心房丧失了原有的重要功能，以及一系列不良后果。

心房颤动最重要的不良后果是容易导致"血栓栓塞事件"。心房颤动时，心房内血液淤滞，很容易发生凝聚并形成一个叫"血栓"的血块。血栓一旦掉下来就会随着血液从心脏漂到血管，最终卡在比血栓小的动脉里，这根血管负责供血的组织器官就会因为缺血发生坏死。和左心最近的器官就是大脑，和右心最近的器官是肺，都是人体最重要的部位。左心房里面发生血栓的概率远远大于右心房，因此心房颤动的患者最容易出现的血栓栓塞事件就是脑梗死。血栓漂到脑内哪根血管并造成堵塞，这根血管所供应的大脑就会缺血，这部分大脑发挥的功能就会出现问题。这就是为什么同样是脑梗死，有的患者可能会出现一侧的手脚不能动，有的患者是不会讲话或者听不懂别人讲话的意思，而有的患者则是昏迷。从左心房掉下来的血栓偶尔有时候也会漂到更远的肠道血管里面，这个时候患者就会出现腹痛，严重时需要外科手术。

心房颤动直接影响心室跳动的节律，快快慢慢的不规则心律会让患者出现不适感。心房颤动的速度要每分钟500次左右，"房室结"会阻拦大部分信号，为的就是不让心室跳得太快。即便如此，患者的心跳还有时仍会快到每分钟150次以上。这种长期不规则的心跳和心动过速都会对心室的功能造成打击，发生心力衰竭或者心肌病。

作为一种"心律失常"，心房颤动的发生也总是有原因的。除了老年、高血压和冠心病这些常见疾病，心肌病、心脏瓣膜病、甲状腺功能疾病等很多其他疾病也都会引起心房颤动。因此，这个疾病相关的诊断和治疗非常复杂，需要"标本兼治"。

虽然心房颤动的危害大，但是很多患者只有轻微的不舒服，甚至有的患者没有任何感觉。这里要提醒广大读者，千万不能因为没有不舒服而不去治疗心房颤动。一旦发生了脑梗死或者心力衰竭再进行治疗就不划算了。

（作者 陈肯）

5 有早搏了一定要吃药吗？

　　王老师是一位退休教师，有高血压病近 5 年，一直服用降压药物。今年体检时王老师被查出有"早搏"，于是他到心内科就诊。医生让他做一个 24 小时心电图和其他一些化验及检查。第二天早上，王老师按照预约的时间来到心电图室。医生把几个有黏性的小贴片粘在王老师胸前，连同这些小贴片的还有导线和一个小盒子。王老师白天就将小盒子放在衣服口袋里，晚上睡觉时就把这个小盒子放在身边，一点也不影响生活。第二天早上王老师归还了记录仪，第三天就拿到了报告。报告显示王老师这一天有 524 次室性早搏，没有其他异常。王老师问医生：我这个早搏要紧吗？为什么我没有任何不舒服？有早搏一定要吃药吗？

"早搏"是一种心律失常，它的意思是指这一个心跳不是来自正常的"司令部"——窦房结而是来自心脏的其他地方。此外，这次的心跳比正常心跳来得早，或者说是来得更快，因此被称为"期前收缩"，简称"早搏"。

正常情况下，一个人每天心跳的次数在 8 ~ 10 万次，在这 10 万次心跳中有几个早搏也是可以的。老年人，尤其是有高血压、糖尿病等慢性疾病的老年人，在进行 24 小时心电图检查的时候被查出早搏的几率更高。因此，有早搏并不能和生病划等号。当然，正常情况下的早搏往往不超过数百个。

有意思的是，早搏出现的时间往往没有规律。有时候白天多，有时候晚上多。多的时候 1 分钟有好几次，少的时候 1 个小时也没有一次。因此，一次心电图上发现有几个早搏也不能立即判定患者的早搏有很多、马上就得吃药，还是需要做一个 24 小时心电图来进行更为全面的评估。

早搏数量多了也会有坏处，比如会引起心慌、胸闷或者没力气等不舒服的感觉。也有患者每天有几万个早搏却没有任何不舒服，但是长期的、大量的早搏还是会对心脏功能产生不好的影响，甚至导致心脏功能的衰竭。

王老师有高血压，他出现早搏的可能性就比较大。但是，王老师早搏的数量并不多，也没有引起不舒服，最重要的是王老师的其他检查都正常，说明王老师的早搏不是其他严重的心脏疾病引起的，因此可以暂时无需药物治疗早搏。而且，医生告诉王老师，有的降压药物或者治疗心脏病的药物同时兼有治疗早搏的作用，可以给王老师换用此类药物进行治疗。

（作者 梅莉）

6 我经常心跳得很快，医生说这个要做手术才能治疗

秦老伯自打年轻的时候就有一种病，说来就来、说好就好。这个病发作的时候，秦老伯就觉得自个儿的心脏跳得特别快，心里特别慌，还有一点头晕。年轻的时候两三年才发作一次，过了十几分钟就好了；但是最近几年这病发得特别多，每年都有两三次，而且现在一发就要个把小时。秦老伯想着自己年纪大了，万一突然倒下去可不得了，就来医院看病。李医生听了秦老伯的病情后，告诉他这个病有可能是一种叫"阵发性室上性心动过速"的毛病，而且这个病没什么药吃，但是可以做一个小手术进行检查和治疗，而且做完手术就能治好。

阵发性室上性心动过速是一种先天性的心律失常。正常人心脏的 2 个心房和 2 个心室之间并不

能直接互通信号，通知心脏跳动的信号只能通过一个叫做"房室结"的通道从心房传递到心室，从而保证了心跳的正常顺序。"室上性心动过速"的发生是因为有的人心脏里面多了一条"通道"，这条通道和原来的"房室结"通道就可以在某些特殊的刺激下形成一个"回路"，让心脏跳动的信号不停止的在这个回路里面循环转圈，让司令部"窦房结"失去对心脏跳动的控制。而且，这个信号在这个回路里面可以转得很快，甚至达到一分钟转 200 次以上。

有意思的是，这个病虽然自打出生就存在了，但是有的人到了六七十岁才开始发病。每次发作的时间也是长短不一，因此被叫做"阵发性"。这是一种绝大多数情况下不会致命的心脏病。但是，发作时的不舒服可能会让老年患者处于跌倒并引发外伤的风险。如果患者正好在开车的时候发病，也可能给自己或者他人带来危险。这个病不发作的时候很难通过普通检查发现，只有发作期间做一个心电图检查才能帮助医生明确诊断。也有的患者可能在不发病的时候心电图会有不正常的现象，更加有助于医生确定诊断。当然，有经验的医生可以通过病人的发病情况就做出比较准确的判断；但是，没有发病时的心电图难免会出现误诊的情况。因此，医生会通过一些特殊方法来让患者发病，从而获得心电图并做出最后的判断。

有的患者发病后不用上医院就能自己恢复，就像秦老伯。但是有的患者一旦发作，不上医院用药就好不了，严重的时候甚至可以发作几个小时甚至几天。让人遗憾的是，药物只能终止这次的发作，却不能预防下次的发作。虽然药物对这个疾病的治疗效果一般，但是有一种叫做"射频消融术"的内科微创手术却可以将这个病治好，而且手术总体上安全性好、风险小、成功率很高。一般情况下，对于发作 2 次以上的患者医生就会建议手术治疗了。

（作者 于瀛）

7 射频消融术是怎么做的？

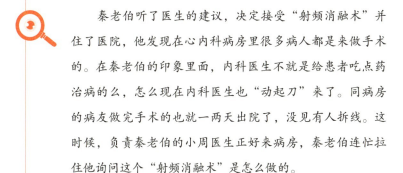

　　秦老伯听了医生的建议，决定接受"射频消融术"并住了医院，他发现在心内科病房里很多病人都是来做手术的。在秦老伯的印象里面，内科医生不就是给患者吃点药治病的么，怎么现在内科医生也"动起刀"来了。同病房的病友做完手术的也就一两天出院了，没见有人拆线。这时候，负责秦老伯的小周医生正好来病房，秦老伯连忙拉住他询问这个"射频消融术"是怎么做的。

　　在得知秦老伯的疑问后，小周医生耐心地做了解释。她告诉秦老伯，内科医生也做手术，只不过我们做的这个手术是一种"微创手术"，也就是手术在皮肤上的创口非常小，小到不用缝针。

心脏和血管是连在一起的。在做这个"射频消融术"的时候，医生就在病人的大腿根部打一个针，好比扎一个很小的洞，这个过程叫做"穿刺"。这个针和平时大家到医院静脉输液打针是一个道理，只不过手背上的静脉血管太细了，手术需要用的"导管"（一类具有不同功能的细管子）插不进去，而大腿的静脉又浅又粗，距离心脏也近，是最合适的手术导管进入的"入口"。

　　在打开了这个入口后，医生就会把导管通过这个入口一直送到心脏里面。导管的尾端连在手术室内的大型仪器上，这些仪器可以帮助医生找到心脏里的问题所在。就像秦老伯的病就是心脏里面多了条不该有的通道。医生会使用一种叫做"射频"的电流所产生的热量通过特殊的导管精准地投放到这条多余的通道上，并将这个通道"堵死"（消融），秦老伯的病也就治好了。

　　因为这个"穿刺"的入口（称为"穿刺点"）非常小，所以手术结束后不需要缝针，只需要用一个止血带压在上面 6 ～ 12 个小时就可以愈合。止血带取下后患者就可以下床自由活动。因此，接受此类手术的患者通常在术后 1 ～ 2 天就可以出院。

　　除了使用电流产生的热能，还有一种使用冷冻方法进行手术，被称为"冷冻消融术"。临床上，射频消融术除了可以治疗室上性心动过速，还可以治疗心房颤动、各类早搏、室性心动过速等心律失常。这些都是心内科非常常见的微创手术。

（作者　于瀛）

8 心脏超声检查报告里面的"轻微反流"到底要紧吗?

唐阿姨因为发现心房颤动就接受了一系列检查,其中包括心脏超声检查。医生告诉唐阿姨心脏超声是一个非常有用、简便和没有放射性的"影像学"检查,可以了解被检查者心脏的结构和功能有无异常。唐阿姨指着心超报告里面的"二尖瓣轻微反流""三尖瓣轻微反流"问医生,这么多"反流"到底要紧吗?

正常的心脏有 4 个心腔,分别是左心房、左心室、右心房和右心室。左侧的心房和心室经过瓣膜相通,右侧的心房和心室经过瓣膜相通。但是,左心房和右心房被"房间隔"隔开,左心室和右心室也被"室间隔"隔开,左心和右心并不相通。血液带着氧气从左心通过血管送到全身各处,然后又带着组织器官产生的废气二氧化碳被血管送回到右心;血液继续从右心送到肺,经过气体交换(二氧化碳被排出去,与此同时氧气被吸收入血),血液带着氧气回到左心。

心脏里面有 4 个瓣膜,就像 4 扇门,分别是:连接左心房和左心室的二尖瓣,连接右心房和右心室的三尖瓣,连接左心室和主动脉的主动脉瓣,以及连接右心室和肺动脉的肺动脉瓣。正常人体的血液在心脏和血管里面顺着一个方向流动，不走"回头路"。心脏里面的瓣膜就好比房间的门，正常情况下这些门只能顺着一个方向开放。二尖瓣和三尖瓣都是向着心室开放的，心房收缩的时候血液就通过这两个瓣膜从心房流向心室，而心室收缩的时候这两个瓣膜就会关闭，不让血液从心室倒流回心房。左心室和右心室收缩的时候，主动脉瓣和肺动脉瓣则会打开，血液就从心室流向动脉，但是当心室舒张的时候这两个瓣膜就会关闭，不让血液从动脉倒流回心室。如果心脏内的血液发生倒流就被称为"反流"或"返流"。心脏超声可以通过一种叫做"彩色多普勒"的技术探测到血液的反流。

除了主动脉瓣，其他三个瓣膜有时候在关闭时会将很少量的血液带回至原来的心腔，属于正常现象。如果被检查者的心房、心室结构以及瓣膜结构都正常，那么轻微反流并不会带来任何不良后果。如果反流的血液量很多，就提示心脏出现了问题；同时，瓣膜反流本身也会对心脏的结构和功能产生不良影响。因此，反流到底严不严重、要不要紧还是需要医生根据每个患者的具体情况进行综合分析才能得出结论。

（作者 于瀛）

9 瓣膜"狭窄"和"关闭不全（反流）"，哪个更严重？

何奶奶今年 84 岁了。虽说上了年纪，有点高血压，可洗衣买菜做饭样样行。最近 1 个多月来，何奶奶明显感觉到自己"老了"，事情做不动了。子女们赶紧把何奶奶带到医院。章医生检查后发现何奶奶的"主动脉瓣"已经重度狭窄，需要进行手术换一个人工瓣膜，不然性命攸关。何奶奶说：我隔壁邻居唐阿姨瓣膜有反流，但是医生说不要紧，为什么我这个狭窄就要手术？是因为狭窄比反流严重吗？而且我就这一个多月才出现不舒服，怎么这个瓣膜坏的这么厉害了啊？

心脏的 4 个瓣膜里面除了二尖瓣是由 2 个瓣叶组成的，其他三个瓣膜（主动脉瓣、肺动脉瓣和三尖瓣）都是由 3 个瓣叶组成的。在瓣叶的根部，一个被称为"瓣环"的部分让瓣叶和心脏其他结构紧密地连接在一起。瓣膜是心房和心室之间或者心室和动脉之间的通道。瓣膜疾病可以是瓣叶、瓣环或者两者都出现了病变。

有的疾病会造成瓣叶粘连、变厚，瓣叶就不能开放到正常的大小，血液流出就会一定程度上受到限制，心腔会随之发生变化来维持原有的血液流动状况。比如主动脉瓣控制血液从左心室流向主动脉，主动脉瓣狭窄时左心室的血液就不能顺利地流到主动脉。这个时候左心室不会"坐以待毙"，它通过让心肌变厚来增强收缩力，从而把血液从心室泵入到主动脉。但是这种代偿是有一定限度的，当主动脉瓣从轻度狭窄进展到重度狭窄的时候，心肌变厚已经没有办法正常地将血液送到主动脉，这个时候血液循环就会出现问题，患者就会出现不适。先是血液滞留在左心室，让左心室变大，发生心力衰竭和恶性心律失常；接着血液滞留在左心房，让左心房变大，发生心房颤动；血液进一步淤滞在肺部，发生呼吸困难、活动能力下降。患者感到不舒服其实是心脏病变超过心脏代偿极限的信号，提示心脏出现了"衰竭"，随时随地都会病情恶化，甚至死亡。重度主动脉瓣狭窄患者发生猝死的几率非常高。就像何奶奶这个病可能已经很多年了，只不过原来心脏一直"硬撑"着罢了，如今"撑不下去了"。

瓣膜狭窄是指瓣膜的开放受到限制，开不全；而瓣膜关闭不全是指瓣膜关闭有缝隙，往前流动的血液部分又返流了回去，让心脏内的血液增多，心脏的无用功增加。重度瓣膜关闭不全也是一种非常严重的疾病。比如急性心肌梗死或者感染性心内膜炎会引起瓣膜急性损坏、关闭不全，会导致极高的死亡率。通常情况下，同等严重程度的瓣膜病变，狭窄比关闭不全来得更加严重。

（作者 于瀛）

10

以前心脏瓣膜手术要"开大刀"，现在不用开胸也可以换心脏瓣膜了，是真的吗？

何奶奶听说要换掉心脏里面的一个瓣膜，立即面露愁容，子女们也在一旁唏嘘担心：这么大年纪了怎么吃得消大手术啊！章医生见状向他们解释道：以前心脏换瓣手术确实是大刀，需要开胸，手术疤痕非常明显。但是现在技术进步了，有一种微创手术叫"经皮主动脉瓣置换术"，不用开大刀就可以给患者换一个新的瓣膜。目前看来何奶奶可以做这个手术。

经皮主动脉瓣置换术是近 20 年发展起来且技术已经非常成熟的一种心脏瓣膜微创技术，尤其适合那些年龄大、无法进行外科开胸手术或者手术麻醉风险高的患者。

植入的瓣膜属于生物瓣膜，瓣叶多数取自牛的心包，并通过特殊的方式缝制在一种特殊设计的金属支架上。传统的心脏换瓣手术是通过开胸和打开心脏的方法，把原来病变的瓣叶和瓣环切除，再把人工瓣膜缝在原来瓣膜处取而代之。经皮主动脉瓣置换术不是传统意义上的换瓣手术，不需要将患者自身的瓣膜切掉，而是将新的人工瓣膜贴在原来瓣膜上，将原来毁损的瓣膜"挤"到边上。

手术时，医生会在患者两侧大腿根部的股动脉进行"穿刺"，打开一个放入人工瓣膜的入口。这个"穿刺"最先需要经过皮肤，也是手术名称中"经皮"的来源。因为经过特殊处理，人工瓣膜可以先被压缩成很小的一个，通过管子、沿着动脉血管一直被送到主动脉瓣口，然后释放到特定的位置上取代原来的瓣膜发挥作用。

手术时为了减少患者的不适感，会有麻醉科医生对患者进行麻醉和气管插管。因为手术时间相对外科手术短，患者在术后很快就可以苏醒并且拔除气管插管，麻醉风险很低。同时，手术的穿刺处也很小，医生会使用血管吻合器对穿刺点进行缝合，术后不用拆线，第二天就可以下床活动。除了以上所述的手术时间短、麻醉风险低和创伤小，这种瓣膜治疗手术还有不少其他优点，包括：瓣膜换好后马上就能发挥功能让患者的病情迅速得到缓解，术后不需要长期服用特殊药物，以及瓣膜的使用期限长达10～15年。

经皮主动脉瓣置换术给广大老年主动脉瓣病变患者带来了福音。其实，现在还有很多新型的微创手术以及人工瓣膜可以对心脏其他三个瓣膜病变进行治疗，效果也非常好。当然，任何一种治疗手段都有局限性，经皮主动脉瓣置换术也不是适合所有的患者，尤其是预期寿命远远超过瓣膜使用年限的年轻患者。

最后，何奶奶顺利地完成了手术，很快恢复了原来正常的生活。

（作者 于瀛）

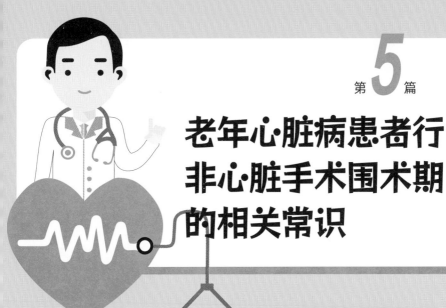

第 5 篇

老年心脏病患者行非心脏手术围术期的相关常识

1 "让患者在手术中睡觉"——麻醉医生可不是你想的那么简单

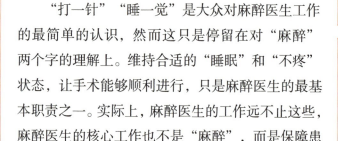

老张听说麻醉医生的工作就是"让患者在手术中睡觉""打一针就好",事实是这样的吗?听外科医生说麻醉医生很重要很辛苦,那么患者麻醉了之后,麻醉医生都在忙什么呢?

"打一针""睡一觉"是大众对麻醉医生工作的最简单的认识,然而这只是停留在对"麻醉"两个字的理解上。维持合适的"睡眠"和"不疼"状态,让手术能够顺利进行,只是麻醉医生的最基本职责之一。实际上,麻醉医生的工作远不止这些,麻醉医生的核心工作也不是"麻醉",而是保障患者的"生命安全"。

在手术中,麻醉医生会把各种专业的监护设备连接到患者身上,对患者的血压、心电、脉氧饱和度等生命体征进行持续地监测。而根据患者的病情和手术,麻醉医生还会对患者进行有创动脉压、深静脉置管测压、漂浮导管测压、麻醉深度等更加复杂的个体化监测。有过麻醉经历的患者可能依稀记得，麻醉医生手术前会在你的手腕上打动脉针，目的就是建立有创动脉测压线路，从而能在手术中每时每刻都观察到你的血压变化；有些患者在麻醉苏醒后回病房时，会发现脖子上多了根很粗的留置管，这也是麻醉医生在术中放置的，是用来进行快速输液和测压的中心静脉管路。

全身麻醉后，患者不只会"失忆"，也会"忘了"呼吸。这时，麻醉医生要利用精密的麻醉呼吸机和人工气道环路，帮患者来"持续"通气；同时，他们还要根据患者体征和手术进展，对十几种甚至几十种药物的剂量和输血、输液的速度进行不断调整，以保证患者生命安全、麻醉平稳，配合手术医生成功进行手术。

手术麻醉中，偶尔也会突发各种"致命危机"，比如患者出现严重过敏反应、急性冠脉缺血、严重低血压、心律失常、哮喘发作、术中大出血和心跳骤停等。这时候，麻醉医生就化身手术台旁最重要的抢救者。他们会快速对病人做出诊断并利用各种专业技术对患者进行救治，必要时还要和麻醉科主任以及其他同事一起抢救患者。所以，麻醉医生被称作患者生命的"守护神"。正因麻醉医生专业的"保命"能力，许多医院的重症监护室也都是由麻醉医生来主持。

有人说"外科医生治病，麻醉医生保命。"随着近些年麻醉技术的不断发展，心脏病人的手术安全也得到了更多的保障。一个优秀的麻醉医生，不管遇到多么复杂危重的患者（如伴发严重心脏病的患者、百岁高龄患者、车祸大失血休克患者等），都能麻得好好地。

（作者 杜健儿）

2 **"围术期"是怎么回事？为什么麻醉医生对"围术期医学"这么感兴趣？**

老赵因为髋关节老化，换了个髋关节。术后，麻醉医生为他配了个镇痛泵，镇痛效果不错。只是因为腿上开了刀，老赵只能靠躺在病床上刷短视频来"打发"术后的无聊时光。视频平台"大数据"似乎料到了他在住院，为他推送好几个"围术期医学"的短视频。"围术期"是啥，就是开刀的那两个钟头吗？

围术期是一个比较新的医学概念。通俗讲，"围术期"是指从患者和医生共同决定进行手术开始，一直到手术以后完全康复的这段时间。它分为手术前、手术中和手术后这三个阶段。不过，掰着手指数"围术期"的天数，是没有任何实际意义。

麻醉医生全程参与患者管理，才是"围术期"的关键。

麻醉医生一手掌握着最先进的"无痛"诊疗方

法，另一手掌握着最靠谱的"抢救"和重症医学技术，而且还对各种内科疾病都了然于胸（号称手术室里的"内科医生"），又对外科手术也十分清楚（不光知道手术咋做，对身体有啥影响，甚至对每一个手术医师的"开刀"习惯也很清楚）。他们会为患者在术前进行麻醉评估，术中保障安全舒适，术后加速"无痛"康复，作用遍布整个围术期。

新一代的麻醉医生已经不再仅仅盯着手术台上"麻醉是否顺利，手术是否成功"，而是关注起了"围术期医学"，关注起了最近发展起来的"ERAS"（加速康复外科）。

加速康复外科就是以减少手术患者的生理及心理的创伤应激反应为目的，通过外科、麻醉、护理、营养等多个学科协作，对"围术期"进行各种改良与优化，减少患者的应激反应及术后并发症，缩短住院时间，促进病人康复。

因为手术或多或少都会给病人带来心理层面和生理层面的创伤应激反应，心理层面包括恐惧、焦虑、失眠、直至发生术后精神障碍和认知功能障碍，生理层面包括疼痛、发热、心肌缺血、心律失常、切口愈合不良等。手术的目的是治病，如切除肿瘤、骨折固定，并不是手术做好了，病就治好了；只有患者顺顺利利地出院了、康复了，这个病才算是真正地治好了。

在这些新理念的影响下，麻醉医生开展了更细化的术前禁食、术前用药，更科学的术中药物和容量管理，更个体化的术后多模式镇痛，麻醉医生已经逐渐向"围术期"医生的方向转型。

（作者 杜健儿）

3 我有心脏病，我害怕全麻，这次手术我用半麻可以吗？

老张上次在心内科做了冠脉支架置入术，打的是局麻，虽然术中有点难熬，但老张还是能够接受的，这次入院要做胆囊手术，老张害怕全麻，能不能再用"半麻"呢？

案例中说的这个"半麻"，一般情况下指的是椎管内麻醉。用专用的穿刺针从后背部进行穿刺，把局麻药直接注入到脊柱里面的蛛网膜下腔（腰麻）或硬膜外腔（硬膜外麻醉），把脊髓或脊神经的运动和感觉功能给阻滞了，从而产生麻醉作用。麻醉的范围是根据药物阻滞的脊神经平面来确定的，比如麻到脐水平，也就是第 10 胸平面，可以基本满足剖宫产等低位手术的要求。脐水平以下麻了，脐水平以上不麻，包括神志是清楚的，所以老百姓经常把这个方法称为"半麻"。

这个方法在 20 世纪 90 年代前应用广泛，现在由于整个医学的发展，被 <u>逐步淘汰</u>。由于整个操作过程中，每个病人对药物的反应的不同，及医生给药方法和剂量的不同，也就存在"麻得多"和"麻得少"的问题。"麻得多"就是阻滞平面高了，麻醉范围太大，就会产生严重低血压、心动过缓、呼吸困难等各种不良反应，"麻得少"就是阻滞平面不够（范围不够）或阻滞程度不够（麻是麻的，但还是痛的，没有达到手术要求），造成手术时疼痛或手术困难。由于病人的个体情况不同，中间还有许多不确定因素，经常会有麻醉效果不好和不良反应的产生，这是每个麻醉医生都会遇到的问题。现在的胆囊手术一般都是在腔镜下进行，对麻醉的要求比较高，用"半麻"无法达到手术所需的镇痛和肌肉松弛要求，所以只能用全身麻醉。

很多心脏病人都是服用抗凝药的，在凝血功能恢复前就上"半麻"，麻醉穿刺会引发椎管内出血不凝、血肿形成，甚至瘫痪等严重后果，所以这种情况下是不能打椎管内麻醉的。另外，局麻药是有心脏毒性和脑毒性的，麻醉医师最害怕的就是过多的局麻药不经意间被误入血管中而出现局麻药中毒，就会出现抽搐甚至心跳骤停。

正因为种种不良反应及可控性差，此类麻醉方法被认为并不是安全的麻醉方法，正逐渐淘汰。

（作者 杜健儿）

4 全麻是怎么回事？全麻也有很多种吗？

老张最近胃不舒服，需要做无痛胃镜检查，到了麻醉评估门诊进行麻醉评估时，麻醉医生告诉他这是静脉麻醉，也属于全麻，但与他前年做肺部手术时的全麻不一样。难道全麻也有很多种吗？有什么不同吗？

麻醉药物通过不同的给药方法，最终**作用于全身**而产生麻醉作用，都是属于全麻。给药途径包括**静脉**、**气管内**（吸入麻醉药）、**直肠**（常用于小儿的镇静）、**肌肉注射**，麻醉药物通过这些途径，最终进入血液系统，然后作用于全身，这是跟局麻最大的不同。

　　经典的全麻指的是**气管插管下全身麻醉**，也包括喉罩下全身麻醉，麻醉药物包括镇痛药、镇静催眠药、肌肉松弛药、辅助性用药以及催醒拮抗药等。这些药物的综合作用，使患者在术中能够镇痛、睡眠、肌肉松弛（以满足手术需要）、抑制应激反应，使手术能够顺利进行。大量的麻醉用药使患者的自主呼吸消失，这就需要麻醉医生将一根气管导管经口或鼻插入到气管内，或置入喉罩，然后通过呼吸回路连接到麻醉机，依靠麻醉机进行人工通气，以满足患者的通气需求。当然，一般情况下，这个过程病人是不知道的，是在病人睡着后进行的。当手术结束后，随着药物作用的消退，病人自己的呼吸恢复，麻醉医生就会拔出气管导管，然后需在麻醉苏醒室观察，等情况都稳定、病人清醒，就会送回病房。由于有短时的遗忘作用，大多数病人的印象中醒来就在病房了。

　　在术中，麻醉医生会根据手术的进度和患者的反应，及时调整麻醉药物的种类和用量，同时进行输血输液以维持血容量，麻醉过深过浅、液体过多过少对患者的生命安全、术后康复和手术的顺利进行都是不利的。现在由于麻醉技术的完善和发展，全身麻醉是非常安全的，即使是老年心脏病病人，也能得到很好的保障。

患者保留自主呼吸，不进行气管插管或喉罩置入，术中的通气依靠患者自己的呼吸，这一类全身麻醉一般称为静脉麻醉，麻醉收费中会显示静脉麻醉或全身麻醉（非气管插管），静脉麻醉不能单纯从字面上进行理解。因为所有的静脉麻醉药和阿片类强镇痛药都会有呼吸抑制的副作用，所以静脉麻醉时很容易出现呼吸抑制。尤其是胃镜检查时，面部被胃镜占据，麻醉医生就很难控制气道，所以这类麻醉反而风险会明显高于经典的全身麻醉，只能用于短小的手术和检查。如果手术时间过长，麻醉风险就会明显加大，对于时间较长的胃肠镜手术，麻醉医生会选择气管插管下全身麻醉，以保证患者安全。

（作者 杜健儿）

5 给老年人进行麻醉，是不是难度很高、风险很大？

老张今年84岁了，平时有冠心病、高血压、糖尿病，还经常会出现记忆受损和认知障碍，这次在家里洗澡摔了一跤，结果股骨颈骨折了，骨科医生看了说是需要手术，不然就会长期卧床。老张的子女想问一下麻醉医生，麻醉是不是很困难？手术和麻醉的风险是不是很大？

相对于给青壮年患者进行麻醉，为老年患者麻醉确实更加困难。原因有以下几点：

首先，在麻醉医生对老年患者进行术前访视时，因为记忆力的减退，老年患者对自己的病情或用药情况，不太能准确地表达给麻醉医生；而在需要进行术前用药调整时，老年患者可能无法做到充分理解与配合，可能增加麻醉、手术的潜在风险。

其次，老年患者的体格比青壮年更虚弱。虚弱会在一定程度上影响手术和麻醉。常规的术前检查经常显示老年患者并无异常，但随着老年患者年龄的增长，各脏器的功能"储备"会变得越来越差。举个例子：青壮年即使平常不锻炼身体，让他临时跑上400米，他也可以轻松跑下来；而如果让80岁的老人同样去跑400米，后果是可以想象的。手术对大多数患者来说是相当于长跑，术后当然会有各种应激反应、炎性反应。而且，老年患者体格越虚弱，对手术和麻醉的耐受力也就越差。

另外，随着年龄增加，各种疾病也会跟随而来。老年人常有心、肺、脑、肝、肾等重要脏器的内科疾病，每一种疾病都会增加麻醉和手术的危险。

心血管病是在老年患者中是最常见的。有的老人家甚至"集多种心血管病于一身"，如冠心病、高血压合并着心律失常，偶尔还可能伴有糖尿病、脑梗等，这类患者的麻醉管理属实比较难；另外，这些老年患者往往对各种麻醉药物都比较敏感，再加上血管老化、弹性又差，手术中容易出现较大的血压波动，心脑血管意外的风险也就大大增加了。

最后，老年患者手术后的康复也不如青壮年快和好。麻醉医生会尤其关注老年患者手术后的疼痛情况，还有心血管和呼吸功能的恢复。有许多老年患者因为风险太大，手术后会直接转到重症监护室（ICU）进一步治疗。

所以，为老年患者进行麻醉是很有挑战性的，尤其是那些伴发多种疾病的高龄老人。案例中老张的这种情况，临床工作中很常见。对于股骨颈骨折，手术治疗是最佳方案。在手术前，手术医生和麻醉医生都会仔细对老张进行评估，充分告知风险，做好完善的预案。虽然会有很小概率术后并发症的发生，但最终大多数患者都能顺利地康复出院。

（作者 杜健儿）

6 老年患者在手术前，应注意些什么事项，需要做哪些准备？

老钱被电动车撞断了腿，骨科医师为他安排了手术。但作为"单身老贵族"，他坚持一个人住院，自己照顾自己。明天就要手术，老钱坐在病床上，熟练地解锁了手机，打开百度，"心脏病，老人，骨折手术，注意事项"等，阅读着一条条五花八门的信息，老钱是越来越迷糊……

虽然，伴发心脏疾病可能影响手术和麻醉的安全，但是只要患者积极配合医生完成术前准备，大部分病情稳定的心脏病患者做非心脏手术和麻醉的风险并不大，术后都可以快速康复。

那么，患者术前需要做好哪些事呢？

（1）遵医嘱，完成术前调整。及时完成入院检查、化验，配合医生进行术前评估、药物剂量调整或植入器械的调整，配合护士严格执行禁饮禁食。

（2）做好术前思想准备。面对手术，患者难免有紧张情绪。术前应尽量让自己保持积极乐观的心态，高血压病人、心脏病人尤其需要注意睡眠和情绪稳定，以免术前出现意外。

（3）提前准备术后事宜。很多患者术后需要卧床，所以术前需要进行床上排便训练，避免术后便秘；有些腰椎患者术后无法扭腰翻身，术前应进行轴向翻身训练；家属应为患者准备好术后用品，并放置在术后触手可及的地方。有些患者手术后可能进入 ICU，家属应按照医护的要求做好相关物品准备。

（4）自身清洁。术前一天可在医生允许下对身体进行清洁，如清洁皮肤、清理胡须。女士还应将指甲油和口红提前卸除。首饰、手表、手机等不能带入手术室。禁饮禁食开始前刷牙漱口。在转运至手术室前，患者应提前排好大、小便。

（5）调整生活习惯。手术前须戒烟戒酒。研究表明，术前 1 周戒烟，可以显著减少围术期呼吸系统并发症。而饮酒会直接影响手术和麻醉安全，严重影响术后康复。禁食之前的一餐，饮食也应以清淡为主，不宜暴饮暴食，因为过咸和过多的食物会引起心血管病患者血压的波动。

（6）建议住院前至麻醉评估门诊或心内科门诊咨询。患者住院后，往往因病情需要增加一些特殊检查与会诊；有些药物需在术前停药，或停药时间不够等情况都会影响患者原定的手术计划，增加住院时间。为了住院后能早日进行手术，建议在入院前，先到麻醉评估门诊或各专科门诊进行咨询和药物调整后再住院。

（7）谨防感冒。上呼吸道感染（感冒）会引起气道高反应性，麻醉中容易出现喉痉挛、支气管痉挛等危急情况，对于老年病人，一般都会要求在感冒症状好转至少 2 周后再安排手术。所以，术前保暖非常重要。

（作者 徐江涛）

7 术前禁食：不能讨价还价地饿肚子

　　明天老张要开刀做手术，护士告诉他，要在医生规定的时间之后就不能吃喝坚持到手术台上，老张怕饿，平时饿了就会不舒服，他想知道手术前到底为什么要"禁食"？那么他能喝汤吗？喝杯白开水总没关系吧？

　　术前禁食禁饮关乎生命，手术前一定不能吃东西，因为在手术前，麻醉医生通常会先对患者进行麻醉，患者会在麻醉药物的作用下失去意识，原本闭合的食管和咽喉也会放松。这时候就很容易出现呕吐，而此时，所有的保护机制都失去了作用，呕吐物很容易进入气管或肺，临床上称之为反流误吸。

　　如果成块的东西或者大量的胃内容物被吸入气道，就会堵塞气道，出现窒息，这种窒息是很难处理的。有人会问，如果是液体进入肺了，医生把它吸出来不就好了吗？事实上绝不是这么简单。我们平时只要有食物进入胃里，胃内就会分泌大量胃酸进行消化，而胃酸是强酸性的，这种强酸性的反流物，哪怕只有一点点进入气道或肺，就会腐蚀呼吸道，引起吸入性肺炎和全身反应，造成急性呼吸窘迫综合征（ARDS），严重者会发生呼吸衰竭，治疗起来都是非常棘手的。所以不管术前吃的是固体食物，还是汤、白开水都会存在这种危险。

　　一般来说，成人在麻醉前 2 小时就不能喝白开水了，6 小时前就不能吃淀粉类固体食物、牛奶和奶制品，8 小时前就不能吃脂肪、肉类、油炸食物等。现在有很多手术都是接台手术，手术开始时间不好确定，就会出现术前禁食时间过长的问题，患者就会出现饿得受不了或血糖低的情况，尤其是糖尿病患者，可以静脉挂点葡萄糖水补充能量。有一些患者对禁食不重视，悄悄地吃点东西，在儿科麻醉中比较多见；也有老年病人因为老年痴呆，无法控制自己的行为，此时，作为陪同的家属，一定要管好他（她）的嘴。

　　禁食期间一旦吃了东西怎么办？一定要告诉外科医生、护士和麻醉医生，千万不能隐瞒。手术医生和麻醉医生会根据患者的具体情况，考虑是否正常进行手术。

　　麻醉医生也经常会发现患者的静脉血管都"饿扁"了，平时鼓得很好的静脉现在怎么也找不到了。这是由于长时间的禁食，消耗还是存在的，又未得到及时的补充，会导致低血糖、血容量不足（体内血液量）等情况。此时患者对麻醉药就会很敏感，容易出现低血压，所以过长的禁食时间也是不可取的，而患者遇到这种过长时间禁食的情况，可以告诉麻醉医生，麻醉医生可以进行补液等处理，这有利于患者的麻醉和手术安全。

（作者　石文姣）

8 术前麻醉医生来看了我以后，我的手术被延期了

老张是一位 66 岁的老年人，因为胸腹不适，去医院做胃镜发现胃里有"异形增生"。医生说属于"癌前病变"，做手术可以根治。于是老张当天就预约住进了普外科的病房。外科医生告诉老张，他的手术属于"腹腔镜"的微创手术，需要"全身麻醉"。然而，麻醉科医生评估了老张的病情后，却说老张的"胸腹疼"很可疑，可能是"心肌缺血"，是麻醉和手术的高危因素，得先让心内科医生看看。最终，老张的胃部手术被延期了。

老年患者能否进行麻醉，需要在麻醉前进行综合评估。

当需要手术的患者住院后，外科医生会马上为他安排常规术前检查。而后，外科医生会向手术室和麻醉科申请安排手术。麻醉医生收到手术通知后，会在预定手术日期的前一天对患者进行麻醉前评估，评估内容包括患者一般情况、伴发病、治疗史、过敏史等可能影响麻醉手术安全的方方面面。

麻醉医生评估后，可能出现以下情况：第一种，患者术前准备充分，麻醉风险小，手术可按期进行；第二种，患者术前检查报告可能存在异常，需进一

步检查化验后，再根据结果重新进行麻醉评估；第三种，患者可能伴发其他疾病，或入院后病情出现变化，需要其他科室（如心内科、心胸外科、内分泌科、神经内外科等）进一步会诊评估后，再重新考虑进行麻醉评估。后两种情况都可能会导致手术的延期。

本案例后续，老张的主治医生在麻醉医生的建议下，为他申请了心血管内科的会诊。心内科医生会诊后认为，老张的症状大概率是"心肌缺血"相关的"不稳定型心绞痛"，发作比较频繁，需要做"心梗三合一"等化验，还有心脏超声以及冠状动脉造影等检查。"发作频繁的不稳定型心绞痛患者做非心脏的手术（本案例中为胃部手术），麻醉和手术后发生心梗、心肌缺血甚至死亡的风险较大，所以应首先针对心脏问题进行处理。"于是，本案例中老张的胃部手术只能延期。之后的抽血化验报告与冠脉造影检查支持了老张"心肌缺血；不稳定型心绞痛"的诊断，老张被直接转入了心内科，进行介入手术治疗。

老年患者年龄大于65岁、伴发心血管病（如高血压病、心衰、心脏瓣膜病、心律失常、冠心病、植入心脏起搏器等），进行麻醉手术的风险很大。这些患者住院后往往需要先完善"心脏"相关检查，再由各科医生进行术前评估调整，以求将患者情况调整到能耐受手术的最佳状态。这不但有利于患者麻醉的平稳和手术的成功，也有利于患者的早日康复。

（作者 徐江涛）

9 为什么麻醉医生在手术前要到病房来看我?

外科医生为老周预约了明天的手术。病房的护士打电话给老周,说麻醉医生刚刚来病房看他,并准备针对他明天的手术进行术前麻醉谈话和告知,却没找到他。老周犯了难,这可怎么办,术前没见到麻醉医生,到底要不要紧啊?

知己知彼,百战不殆。对于麻醉医生的"术前访视"来说也一样。只有在术前对患者的情况做到充分掌握,才能在麻醉时做到"游刃有余"。

那么,麻醉医生如何进行术前访视呢?

麻醉医生会通过电子病历对患者进行初步评估。当认为患者的病情特殊,需要进一步访视时,他们就会对患者进行面对面的访视。

面对面访谈是麻醉术前评估中最常见的方式。麻醉医生可以通过现场体检,直接了解患者的情况。通过对患者本人的检查,麻醉医生可以对患者的体格特点获得更整体、直观的判断,获得病历记录里没有的细节,制定麻醉方案更有把握。例如,麻醉医生能通过患者的张口度和各种面部解剖结构之间的距离,判断患者在全身麻醉后是否存在通气困难;麻醉医生还会通过询问患者每天的活动情况,大概判断患者的心肺功能能否耐受麻醉。如果麻醉医生在访视后，发现患者存在可能影响麻醉、手术的病情，就可以提前通知外科申请会诊，提前做出术前的用药调整，或者推迟手术的建议。这样可以减少患者的住院时间，并将手术的风险降到最低。

在老周的案例中，当麻醉医生准备对老周进行术前访视，而老周恰好不在病房时，也无需紧张。因为有的麻醉医生还会选择通过电话、微信、视频通话等方式对患者进行远程访视。进一步说，即使老周错过了以上所有的访视机会，也不必太过担心。因为麻醉医生在手术室里，手术开始之前，还可以单独对老周进行术前访视。

那么，患者应怎么配合术前访视呢？

一般情况下，患者只要如实回答医生的询问，配合医生的检查就行了。有些患者有吸毒、抑郁、精神疾病、性传播疾病等，但觉得讲出来尴尬，就想隐瞒病史；也有些患者害怕麻醉医生暂停手术，故意隐瞒近期的感冒史，甚至术前禁食期间吃了东西却故意否认。其实这些病史对麻醉医生都是非常重要的，大多关系到术中患者的生命安全。向医生隐瞒病史，实际上是对自己生命的不负责任。如果是老年心脏病患者，还要重点告诉麻醉医生目前心血管病的吃药细节、此前的历次检查情况等。很多老年患者对这些说不清楚，这种情况下，带好原始病历、检查报告和药盒，才能方便麻醉医生准确了解病情。

（作者 徐江涛）

10 麻醉医生来看我，说我的术前评估是ASA分级Ⅲ级，这是什么意思呢？

老张高血压很多年了，一直听说"是药三分毒"，平时吃药都是跟着感觉走，觉得很不舒服了，就会吃些降压药。现在要住院开刀了，麻醉医生过来一看，说麻醉评估是ASA分级Ⅲ级，手术和麻醉的风险比较大，这个ASA分级是个什么东西？重要吗？

所有需要麻醉的患者，在术前麻醉医生都会去病房进行访视，全面了解患者的全身健康状况和特殊病情后，初步进行ASA分级。ASA指的是美国麻醉医师协会，ASA分级是麻醉医生最常用的 术前风险评估方法。按照美国麻醉医师协会的指南，ASA分级分为六级。

Ⅰ级：指患者的重要器官功能正常，这类患者能很好地耐受麻醉和手术。

Ⅱ级：指患者的重要器官功能虽有轻度病变，但代偿完全，日常活动不受限制，比如吸烟未戒烟者、孕妇、控制良好的高血压、控制良好的糖尿病，这类患者也能很好地耐受一般麻醉和手术，风险不大。Ⅰ级、Ⅱ级的患者术前评估都是很安全的。

Ⅲ级：指患者的重要器官功能病变严重，功能受损在代偿范围内，日常活动受限但尚能完成，比如高血压控制不佳、糖尿病控制不佳、嗜酒、植入起搏器、放过冠脉支架的患者，这类患者施行麻醉和手术仍有顾虑，也就是说手术和麻醉风险较大，麻醉前要好好准备，积极预防各种并发症。这里可以看到高血压、糖尿病患者，平时控制得好不好，手术时风险是明显不一样的，心脏病人平时按医嘱服药和复查是很重要的。

Ⅳ级：指患者的重要器官功能病变严重，功能代偿不全，已威胁到生命安全，比如近 3 个月内有过心梗的、有过脑梗的、放过冠脉支架的，心功能明显减退的，这类患者施行麻醉和手术均有很大危险。即使术前准备充分，围术期还是很容易发生各种并发症和死亡。这里面有个非常重要的信息，就是心梗、脑梗或放置冠脉支架距离这次手术的时间。时间超过 3 个月，评分就可以从 Ⅳ 级降到 Ⅲ 级，这样风险就会明显降低。当然，这个时间更长，安全系数就会更大。手术医生和麻醉医生遇到这种情况的病人，都会非常慎重地考虑是否需要延期手术。

Ⅴ级：指患者病情已达濒死状态。

Ⅵ级：已宣布为脑死亡的患者，其器官被用于捐献。Ⅴ级和Ⅵ级临床上很罕见，就不多介绍了。

当然 ASA 分级在临床上仅仅是与患者相关麻醉风险评估的一种方式，手术和麻醉的风险评估还包括手术类型、心功能分级、气道评估等。对于有心脏疾病的患者来说，心功能分级的评估也是非常重要的。

（作者 石文姣）

11 麻醉会不会影响我的记忆力？

听说麻醉会让人记忆力下降，老张年纪大了，本来就记性差，这个问题让他很担心。

众所周知，衰老往往会伴随着大脑思维能力和记忆力的衰退。老年人是神经退化疾病的最大受害者。阿尔茨海默病，也就是我们俗称的老年性痴呆，就是大脑不断衰老退化引起的。

问题来了，麻醉会加剧记忆力衰退吗？

大部分老年人应该都有过吃安眠药助眠的经历，就以此来举个例子：如果老人家偶尔失眠，那么他吃一次安眠药来"多睡一觉"，并不会引起记忆力的下降。麻醉也是一样的，经历一次麻醉，不会对记忆力产生影响。

临床上，麻醉医生最常使用的镇静药物其实和安眠药属同一类。这类药物的作用就是让患者在用药后的一段时间里失去意识和记忆。但是，麻醉药与安眠药的不同点在于，麻醉药在身体里的消除速度非常快。临床常用的几种麻醉药，单次用药也就能让人睡个几分钟，最长的不超过 1 小时。麻醉医生在手术中会使用精密的"输注泵"把这些药物通过静脉针持续地注入患者体内，让患者产生持续的"遗忘"和"睡觉"的状态。手术结束时，只需要关闭给药的"输注泵"，麻醉药很快就被身体代谢消除了，所以患者手术后也会很快醒来。

那么，对于本来就有记忆力减退的老年人，麻醉会不会加重老年人的记忆力下降呢？目前，科学界也无法通过实验来给出确切的证据。但是根据麻醉医生的临床经验，单次麻醉对老年人记忆力的影响是暂时的。

然而，做手术是必须施行麻醉的。想把麻醉药对老年患者的副作用降到最低，最显而易见的办法就是在保证麻醉和镇痛的情况下，精准用药。而"精准麻醉"依靠的是麻醉医生在手术中不间断地根据患者体征数据的变化，结合自身临床经验，才能把"麻醉药"的剂量调整到"不多也不少"的状态。

总之，只有麻醉医生为每个老年患者都"量体裁衣"制定麻醉方案，才能做到"麻得好，醒得更好"。

（作者　徐江涛）

12 听说麻醉以后会变傻，那可怎么办？

老张那个老同事胆囊手术倒是蛮顺利的，但是做完手术后胡言乱语了好几天，现在医生告诉老张也要做胆囊手术，老张很担心他手术后也会"发神经病"。

"做完手术以后胡言乱语"是一种民间的说法，这种情况有个专用的医学名词，叫做"术后谵妄"。术后谵妄就是指在麻醉后或者手术后出现的精神、行为异常。

按照发生的阶段，"术后谵妄"被分为两种：一种是发生在麻醉手术后患者刚刚苏醒时，这种可能与患者体内多种麻醉药物消除速度不均衡有关，这部分患者以"乱动"为主要表现；另外一种是发生在手术后的恢复期，一般在手术以后的一周之内发生，这种的主要表现是"行为怪""乱讲话""情绪波动大"等。对于老年患者而言，术后谵妄的发生率还比较高的。

术后谵妄和哪些因素有关系呢？

首先，术后谵妄和麻醉方法并没有多大关系，而和手术大小有关。研究表明：不是只有全身麻醉后会发生术后谵妄，在半身麻醉和局部麻醉后也有发生。而手术的大小是预测术后谵妄的重要因素，即手术越大，术后谵妄的发生率越高。

其次，年纪越大的患者越容易出现术后谵妄，手术前就已经"变糊涂"的老人，手术以后更容易发生术后谵妄。研究表明，有相当比例的 65 岁以上老人，在手术前就有轻度或重度神经、认知功能下降，也就是我们说的"糊涂"了。这一部分患者的术后谵妄更常见，症状也可能会更加严重。

最后，各种原因的术前焦虑和睡眠不足，以及术后疼痛都是术后谵妄的重要因素。这些因素都是可以改善的，如术前进行更好的心理干预，使用安眠药加强睡眠，术后更好地进行镇痛，可以很大程度上减少术后谵妄的发生。

如果发生了术后谵妄应该怎么办呢？

分情况。如果术后谵妄发生在术后的苏醒阶段，麻醉科的医生会在苏醒室中帮助患者处理，在后续转回病房后加强监护即可；如果术后谵妄发生在手术恢复早期，患者或家属需要联系自己的管床医生，对术后谵妄的病情进行评估或请神经内科医生会诊，排除其他神经问题的可能，然后进行对症施治。

其实，术后谵妄并不是患者永远地"傻了"，大概率只是一种一过性的神经"紊乱"状态。最终，绝大多数的术后谵妄都能够通过药物或者行为疗法得到改善和治愈。

（作者 徐江涛）

13 心脏病人，到底"配不配"镇痛泵？

老张有心脏病，平时特别怕痛，听说现在流行在手术以后配个"镇痛泵"，那老张做了手术以后也可以配一个吗？

镇痛泵是一种给药装置，主要作用就是将强效的止痛药物通过微量泵进行缓慢注射，有些镇痛泵含有病人可以自主控制给药的按钮，以便用更少的药物达到更好的镇痛治疗，称之为病人自控镇痛。其中镇痛药物的选择和给药速度都是由麻醉医生来预先设定的，是在保证病人生命安全的前提下来减轻病人痛苦。

目前镇痛泵的应用非常广泛，因为镇痛泵里的止痛药都是以镇痛效果极好的阿片类药物为主，这些药物需要麻醉医生的处方，病房里很罕见，使用镇痛泵发挥的镇痛效果要远好于病房里的止痛药，并且副作用更少。现代医学提出快速康复外科的理念，希望病人能在术后更快、更好地进行康复，早日出院，早日恢复正常生活，这中间良好的术后镇痛是个关键因素，可以帮助病人更好地恢复。

对于绝大多数心脏病人来说，无特殊情况如严重低血压等，都是推荐使用镇痛泵的。良好的镇痛可以减少术后病人体内的应激反应，有利于降低心率，防止术后高血压，减少心肌做功和氧耗量，促进睡眠，从而让心脏和大脑及时得到休息，对有心肌缺血或心律失常的病人和老年病人更加推荐使用。但老年病人和心脏病人对镇痛药物的敏感性增加，所以麻醉医生在配置镇痛泵时会更谨慎地选择药物和剂量。

镇痛泵的使用也有一定的并发症，主要就是泵发生机械性故障（如停止运行了）和镇痛泵里的药物所引起的副作用。为了更好地达到镇痛的目的，最主要的镇痛药是阿片类强镇痛药物，这类药物会有恶心呕吐、尿潴留、呼吸抑制、嗜睡、皮肤瘙痒以及镇痛不全等副作用。为减少这些副作用，麻醉医生会在镇痛泵里加上止吐药，以及多种镇痛药物合用。轻度的不良反应可以暂不处理，严重时应对症治疗或者关闭镇痛泵，有一点要说明的是，镇痛泵是不会导致智力下降、记忆力减退等问题的。

（作者　石文姣）

14 高血压病的病人，手术前需要做什么准备？

老张的高血压好多年了，发现后一直规律服药，具体药物名称记不清了，平日监测血压在 130/70 mmHg 左右；这次住院是发现腰椎间盘突出很厉害，需要开刀治疗，那老张还能开刀吗，开刀前还需要服用降压药吗？

对高血压患者行手术治疗，首先患者应该将自己患高血压的时间、服药时间、所用降压药种类、治疗效果和是否规律服用如实告知医生。一般情况下，除急诊手术外，择期手术应在高血压得到控制后进行，理想水平为舒张压低于 100 mmHg，收缩压低于 140 mmHg。另外，医生还需评估其他器官受累情况，完善心脑肾相应辅助检查，如心电图、超声心动图、血尿常规等。控制良好的高血压患者手术麻醉风险不大，而术前控制不好的高血压则手术麻醉风险明显增加。所以高血压患者一定要听从内科医师的意见，规律服药，把血压控制在良好水平。

目前降压药种类很多，很多患者记不清自己所服用的降压药的名称，建议患者入院前携带好平时所服用的降压药，以便医生更好地了解平时用药情况。如果术前患者血压控制良好，则不需更换降压药，且继续用药直到手术当日早晨，以防止停用抗高血压药物后出现的血压骤升，血压骤升容易发生心脑血管意外；如果患者入院前高血压未治疗或入院后新发现高血压，则应立即用药，待血压控制在理想水平时再行择期手术。

值得注意的是，因为很多高血压药具有血管扩张和利尿作用，每个药物的作用机制和作用时间不同，有些药物会影响到麻醉过程中的血压平稳，并不是所有的降压药都要用到手术当日早晨。利血平是一种非常特殊的降压药，它会消耗体内去甲肾上腺素递质储存，使患者对麻醉药的心血管抑制作用更明显，易出现难以控制的低血压，择期手术需停药 5～7 天，待去甲肾上腺素递质再次储存后再行手术。正因为这个原因，现在利血平在临床上已很少使用，建议现在还在使用利血平的患者请心内科医师调整药物，以保证将来手术时的安全。呋塞米和氢氯噻嗪等排钾利尿剂（会导致容量不足、血钾紊乱及与某些麻醉药相互作用），卡托普利和依那普利等长效 ACEI 类（术中会引起低血压）手术当天都是不能吃的。

很多病人，对自己所吃的药的性质并不了解，所以需要跟手术医生和麻醉医生说明，也可以带着药的包装盒给医生看，一般手术医生都会处理，而麻醉医生询问病史则是最后一道防御关口。

（作者 石文姣）

15 我是糖尿病病人，对手术有影响吗？我要怎么做才能更好地配合手术？

老张有糖尿病好多年，一直吃很多降血糖的药，平时也不大爱运动，饮食也控制得不太好，所以血糖也时好时坏，现在听说开刀前天晚上就不能吃东西了，那降糖药还要吃吗？会不会低血糖或者高血糖啊？

糖尿病患者如果要进行手术，入院后一定要将自己的病情如实告诉医生，以便医生更好地制定降糖方案，如平时自己监测血糖，可将监测结果交给医生。一般术前要接受全面的检查，包括血糖、尿糖、酮体、糖化血红蛋白、电解质、血脂，同时还要进行心、肝、肾功能方面的检查。

糖尿病是一种代谢性疾病，会影响到身体的每一个器官系统。对于轻型的糖尿病患者（仅用饮食控制或加用口服降糖药），术前需将空腹血糖控制在 8.3 mmol/l 以下，不需要特殊处理，对各器官影响也不大，手术风险也不高，所以糖尿病患者平时的血糖控制是非常重要的。而对于较重的糖尿病患者，如血糖控制不好、合并脏器损伤的，术前需将空腹血糖控制在 8.9 mmol/l 以下，且没有酮症酸中毒。这类患者手术风险会明显增加，并且血糖水平很高，术后切口感染、吻合口漏等手术并发症也会明显增加。

糖尿病患者手术当日应停用口服降糖药和非胰岛素注射剂，原来使用长效胰岛素的患者，在术前可以改为普通胰岛素，以便及时调整胰岛素的用量，普通胰岛素用量根据手术日血糖及时调整，以免术中出现低血糖。另外，糖尿病患者的饮食，要适当调整，适当增加蛋白质的比例，碳水化合物的比例控制在 45 ~ 60%，适当补充脂肪、维生素以及高纤维素食品。

虽然大多数糖尿病患者对自己的情况比较了解，但术前准备毕竟是专业性很强的事情，停药、进食和补充糖盐水都需要听医生的。糖尿病人的禁食时间过长，也容易出现低血糖，这是有危险的，所以当禁食等待手术的时候，如果出现心慌、冷汗等低血糖症状，要及时跟医生、护士联系，给予处理。

（作者 石文姣）

16 我是安装了心脏起搏器的病人，手术前该怎么准备？

老张装心脏起搏器已经好几年了，感觉身体倍儿棒，觉得心脏没问题了。然而外科医生却担心起搏器在开刀的时候出问题。有起搏器不是心脏更安全吗？还有什么可担心的呢？

一般情况下，单纯的因为心动过缓患者安装了起搏器后，平时会感觉良好。但对手术来说，并不是说有了起搏器之后就百分百安全了，相反，在麻醉评估中，这类患者是高风险群体，需要很好地进行评估和术前准备。一般在安装了起搏器之后，心内科医生会要求定期到门诊随访，以保证起搏器处于正常工作状态。在术前，患者应该告知医生起搏器型号、工作模式以及安装时间等，自己不清楚的要联系为自己安装起搏器的医生，以便医生了解患者的起搏器情况。

起搏器通过导线连接到心脏的不同部位，能感应到心跳产生的电位，并按"需要"行放电，带动心脏进行跳动，所以它对电流比较敏感。在手术过程中起搏器会受到手术操作的影响，例如使用电刀、电凝的时候，出现电磁干扰，导致起搏器胡乱发出起搏信号，使本来安全的起搏器变成了"神经病"，乱放电导致严重后果。同时，因为电刀的电流比较强，会对起搏器本身造成损害，术后需要对起搏器功能进行监测评估。

麻醉医师有时会用一块磁铁放在起搏器附近，来隔绝起搏器的感知功能，减少电刀的干扰，但这不是标准操作，一般只在急诊手术等不得已的情况下使用。还有一种心律控制装置是植入型心律转复除颤器（ICD），它与普通起搏器不一样，既有起搏心脏的功能，还有迅速识别快速室性心律失常并自动放电除颤的功能。一般患者自己也弄不清楚，有的患者会误认为是普通的起搏器，这种起搏器是不能随便放磁铁的。不管是哪种装置，一定要在术前弄清楚，现在很多医院都有专门的起搏器门诊，建议患者术前看此类门诊，心内科医生会重新调制程序以更好地适应手术。医生只要做到心中有数，手术会顺利进行，患者不必太担心。

当然，术前麻醉医生除了关心起搏器本身以外，还会对当初放置起搏器的原因进行询问，以防术中起搏器功能出现异常时，有准备地去干预。同时会对患者的心脏情况进行评估，很多患者都合并有其他心脏疾病，只要准确了解了这些心脏疾病的严重程度及目前的治疗情况，术前进行适当的调整，就可以使手术和麻醉更加安全。

（作者　石文姣）

17 我有冠心病，手术风险大吗？是不是装个冠脉支架就可以了？

老李 65 岁了，近几年偶尔会有心慌、胸闷。到心内科做了冠脉造影，医生说冠状动脉粥样硬化，重要的几支血管有 40%～60% 的狭窄，暂时不需要放支架，平时吃吃药就行了。现在胃出了毛病，需要做手术。像这种有冠心病的，手术风险大吗？是不是装个冠脉支架会好一些？

冠心病人做手术，术前医生都需要很好地进行评估，并进行适当的检查和治疗，以期更安全地完成手术。对于冠心病人，医生最关心的问题是术中术后会不会发生心脑血管意外，而发生这种并发症的可能性，跟冠心病的严重程度、有没有其他疾病以及手术的大小类型是相关的。

冠心病的严重程度包括最近的心脏功能情况，如能不能爬楼或长时间走路、晚上睡觉能不能躺平、冠状动脉是不是重度狭窄，尤其是特别重要的血管如左主干有没有重度狭窄，最近有没有心梗，或频发心绞痛，或不明原因心绞痛等。其他疾病包括有没有脑血管问题如脑梗、糖尿病、肾功能不全等，当然问题越多手术风险也就越高。另外，不同的手术，风险也是不一样的，手术越大，风险越高，如胃部手术属于中等风险的手术。随着现在麻醉医生对冠心病人的术中管理能力的提高，手术的安全性也大大提高了。

术前，医生会进行心脏彩超、抽血化验等检查来评估心脏情况，如检查没有特殊，如案例中老李的情况，冠心病的病情是属于比较轻的，平时活动也没问题，如没有其他系统疾病，则手术风险应该相对较小，术前也不需要特殊处理，安心睡眠，无需紧张。

需要特殊说明的是，做了冠脉造影后，心内科医生告知不需要放冠脉支架，并不代表没有冠心病，只能说冠心病还没严重到要放支架的程度。心内科医生装冠脉支架也是需要权衡利弊的，狭窄没到一定程度就放支架，弊大于利，因为支架本身也是有副作用的。所以尽管无需放支架，冠脉病人该有的手术风险还是存在的。

另外，并不是术前临时安装冠脉支架就会减少手术风险，毫无必要地术前安装冠脉支架只会增加手术风险。安装支架后是需要进行双抗治疗的，但由于怕外科手术中出血，需要停止双抗治疗。在冠脉支架安装后的早期停止双抗治疗，心脑血管风险是很大的。只有术前医生认为在外科手术的围手术期发生心梗的概率比较高，才会考虑先行置入冠脉支架。

（作者 李思颖）

18 我是安装了心脏支架的病人，风险大吗？手术前要注意什么？

老张一年前心脏装了支架，术后一直吃抗血小板药，医生关照千万不能停抗血小板药，不然支架要堵住的。可是，现在老张的颈椎出了问题，需要手术，风险大吗？听说吃抗凝药会影响做手术，那还要继续吃抗凝药吗？

安装了心脏支架的病人围术期风险相对都是比较高的。放置了支架，并不表明冠心病就治好了。根据冠心病的发病机制和手术方案，支架仅仅是把狭窄比较严重的血管给疏通了一部分，其他的冠状动脉还是存在一定程度的狭窄，所以麻醉医生还是需要像对待冠心病人一样来重视。

与大众的理解不同，不是放上支架就安全了，相反，最近刚放过冠脉支架的病人行外科手术风险是极高的。因为在冠脉支架手术时，手术操作会对冠状动脉内膜造成损伤，此时的冠脉是脆弱而易感的，需要至少2～4周时间的恢复。同时，刚放上去的支架最容易发生血栓，从而堵塞冠脉血管，为此需要进行联合阿司匹林和氯吡格雷等双联抗血小板治疗（简称双抗）。抗血小板的同时，也会导致凝血功能障碍，使手术中出血不止和术后出血，所以外科医生要求停止双抗治疗。这就带来了矛盾和风险，一边是血栓形成、支架堵塞，一边是术中止血困难、大出血和术后出血。所以刚放置冠脉支架的患者除了比较急的手术，其他的手术都是被建议延后，渡过一段最需要双抗的高度危险期再考虑外科手术，以增加手术和麻醉的安全性。

不同的心脏支架对这个高度危险期的时间要求也是不一样的。如果放置的是金属裸支架（国内很少用），行择期手术应推迟至少4～6周。但如果放置的是药物洗脱支架（国内最常用的支架），行择期手术应推迟至少12个月。

案例中的患者已经渡过了最危险的一年期，现在还在用着双抗。各种外科手术对凝血功能的要求是不一样的，像颈椎这种脊柱手术，是很害怕出血的，会导致严重后果，医生都会要求停双抗。停用双抗后，血小板的功能会慢慢地恢复，这个过程比较长，一般需要一周。此时手术医生可能会请心内科医生会诊，评估心脏情况。根据支架情况和手术要求选择停药方案，同时用低分子肝素进行桥接。低分子肝素是个短效抗凝药，预防剂量的低分子肝素停药

12 小时后已不影响凝血功能。

不可否认的一个事实是，在手术当天，通过精心的调整，患者的凝血功能已恢复到最佳状态，但同时，冠状动脉和支架内发生血栓的风险也达到了最高，这就为术中和术后带来了不确定的风险。术后根据手术情况，会尽早进行抗凝和抗血小板治疗，以减少血栓风险。

（作者 李思颖）

19 我最近发现有房颤，这对麻醉和手术有影响吗？

王奶奶最近肚子疼到妇科去看门诊，查出了身体的问题，需要尽快住院手术。可是王奶奶最近心慌查出来有房颤，这种情况能不能上麻醉和做手术啊？

房颤是临床上常见的室上性心律失常，如果心室率不快，对心功能和血压的影响并不大。房颤患者术前应尽量控制心室率，以保证心肌的氧供，当心室率超过 100 次 / 分钟，就发生了快房颤，这会影响到心脏的功能，出现低血压。快房颤需要在术前得到及时治疗，以保证手术安全。

房颤病人的最主要风险是发生左心房附壁血

栓，因为术中术后会出现血压升高、使用强心药的情况，这时候血栓最容易脱落。血栓一旦发生脱落，就会沿着动脉血流往全身各动脉血管跑，跑到哪里就堵到哪里。根据堵塞的部位不同就会发生脑梗死、心肌梗死、肠系膜动脉栓塞和下肢动脉栓塞等严重后果，其中脑梗死最为常见，一旦在术中或术后发生，处理起来非常困难，预后往往不好。

术前的心脏彩超能发现左心房血栓，但有漏诊的可能性。常规的经胸前的心脏超声，左心房的影像效果较差，经食道超声检查，左心房血栓更容易被检查出来，但还是不能完全避免漏诊，因为刚生成的血栓跟血液在超声下难以区分。

为防止左心房血栓的形成，心内科医生都会给予阿司匹林、华法林等抗血小板抗凝药治疗。当需要手术时，如何选择停药时机，由于各种抗凝药物所需的停药时间各不相同，医生需要根据具体用药情况和手术对凝血功能的要求，给出个体化的方案。

房颤可以单独发生，也可以因为某些心脏疾病而发生，如果没有其他心脏问题，单纯的房颤，心室率控制良好，没有左心房血栓，则手术还是比较安全的。但如果患者除了房颤外还合并有其他心脏疾病，如冠心病、风湿性心脏病等，或已经有左心房血栓，或合并有脑梗病史，合并的疾病比较多比较重时，手术的风险就会明显增加。这时候就需要考虑手术收益风险比，也就是说冒这个风险做这个手术，意义大不大？如早期肿瘤手术，手术可能是挽救生命的唯一方法，而手术和麻醉风险归根结底它仅仅就是风险，尽管很大，还是一个概率的问题，并且通过优化的术前准备，将身体状态调整到最好，可以明显降低手术和麻醉风险。

（作者 李思颖）

20 我几年前换了心脏瓣膜，会影响上麻醉吗？

老张得风湿性心脏病10多年了，3年前因为呼吸困难，做心超发现有二尖瓣重度狭窄后换了瓣膜，术后感觉一直都很好。最近在家不小心摔了一跤，医生说是股骨骨折需要做手术，这种情况会影响做手术吗？

瓣膜手术是心外科常见手术，当心脏瓣膜严重病变，严重影响心脏内血流的正常运行，破坏心脏功能时就需要人工瓣膜置换。

瓣膜置换术后的病人来做手术，都会得到手术医生和麻醉医生的高度重视。对于这类病人，术前医生需要做全面的评估，包括对换瓣原因、换瓣前的心功能和换瓣后的心功能的评估，以及现在人工瓣膜功能是否良好。病人需要将自己当时为什么要换瓣膜，当时主要的症状是什么，以及换瓣的时间、手术方式、瓣膜类型、术后用药情况及复查结果详细告知手术医生和麻醉医生，以便医生根据病情制定相应的治疗方案。医生也会通过心脏彩超对人工瓣膜的功能、心脏功能等情况进行评估。

许多病人在心脏瓣膜置换术后，瓣膜的启闭功能恢复正常，心脏的功能也会逐渐恢复，健康状况得到明显好转，甚至可以达到正常人的水平。在这种情况下，手术和麻醉的风险就不大，反之，心脏功能未得到改善，有肺动脉高压、瓣周漏（瓣膜手术的并发症）、左心室收缩力明显减退、严重心律失常等情况，则手术和麻醉的风险就会加大。此时，手术医生经常会请心内科医师和麻醉医师会诊，评估风险，并将患者的身体状况调整到最佳状态。而在术中，麻醉医生也会根据患者的不同情况，进行个体化的血流动力学管理（包括血压、心率、输血输液管理），调整内环境（血钾、血钠水平和血气情况），必要时还需进行特殊的心脏功能监测，最大程度地保障手术病人的安全。

当然，需要注意的是，如果是使用机械瓣膜，需要终生抗凝，一般都使用华法林进行抗凝，以免人工瓣膜造成血栓。术前需要停用华法林 3 天，并监测 PT（凝血酶原时间）值，使之回到基本正常水平，以减少术中和术后出血。如果是急诊手术，麻醉医生也会使用维生素 K1、新鲜血浆、凝血酶原复合物等药物进行拮抗，使凝血功能快速得到恢复，可以避免出血的问题。在凝血功能完全恢复前，选择半身麻醉是不合适的，这会造成椎管内打针部位的血肿，使病人出现下半身瘫痪的严重后果。当然凝血功能恢复的同时，出现血栓的可能性就会增加，但真正发生血栓的概率还是非常低的，所以病人也不需要紧张。手术结束后，手术医生会根据手术情况尽快地恢复抗凝。

（作者 李思颖）

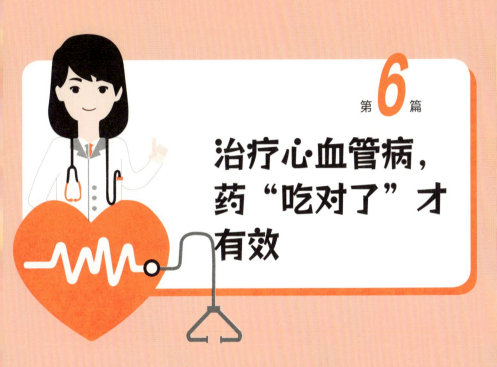

第 6 篇

治疗心血管病，药"吃对了"才有效

1 吃下去的药物是如何起效的?

说起吃药这件事情,每个人多少都是怀着一点既想要寻求健康又有点担心不良反应的情绪。药物是预防、治疗、诊断人的疾病,有目的地调节人的生理机能,并规定有适应证或者功能主治、用法和用量的物质。平时口服的药物都要经过胃肠道的消化、吸收,继而随血液分布到全身各处,然后再经过肝脏的代谢进行化学转化,最后从粪便或尿液排出体外这几个步骤。药物既然是全身分布的,那怎么在心脏起效呢?每种药物其实就像是钥匙一样具有特异性,可以针对性地对各个器官相应的受体(就像锁一样)发挥作用。就心血管药物来说,有些药物是针对心脏起效的,例如美托洛尔、比索洛尔、胺碘酮等,主要用于减慢心率、控制心律失常;另有一些药物则是在全身起效,辅助心脏康复,例如阿司匹林、氯吡格雷、替格瑞洛类药物,主要是用于抗血小板;药名中含有"他汀"的药物主要用于降脂,而"沙坦""普利"等为降压药物。这些药物联合使用可以减缓血管斑块的形成,不仅对心脏血管起到保护作用,还对脑血管、外周血管起到保护作用,能减少脑血管意外(如脑梗死、脑出血、脑中风）的风险。因此在老年心内科患者的治疗过程中，往往需要用到多种药物，许多药品的说明书撰写年代久远，具有一定滞后型，没有涵盖近年来的医学研究进展，许多药品的适应证未能及时更新。因此心内科老年患者服药时务必遵医嘱服用。

（作者 李平）

2 不同药物的服用时间是不一样的?

杨师傅80多岁了，患高血压、冠心病、心功能不全10多年了，每天要吃6、7种药。由于记性不太好，吃药有些马虎，有些药白天吃着吃着就忘了，等到身体不舒服想起来忘记吃药的时候已经是晚上了，于是连忙补了一顿，结果夜里频繁上厕所，没睡好觉，第二天早上又会觉得没啥力气，容易犯晕乎，这是怎么回事啊？

其实心脏病的治疗药物中，有一部分药的服药时间是与人体的生理节律相关的，服药时间不恰当可能影响药物的疗效。正常情况下，人体的心率与血压在白天会比较高，夜间相对较低，因此通常建议在早上服用美托洛尔、比索洛尔，以及"普利""沙坦""地平"等控制心率及血压的药物。

133

如果把这些药物放在晚上吃，第二天早上有可能达不到最佳效果。

用于降血脂、降胆固醇、降低密度脂蛋白（LDL）的药物主要是<u>他汀类药物</u>，由于血脂的合成主要在晚间进行，因此早期的他汀类降血脂药物通常应该在晚间服用最好。近年来一些长效他汀（如阿托伐他汀、瑞舒伐他汀）面世后，他汀类药物的服药时间就不再要求那么严格了。

用于缓解心脏病人胸闷、胸痛的药物主要是<u>硝酸酯类</u><u>扩血管药物</u>，如硝酸甘油、硝酸异山梨酯、单硝酸异山梨酯缓释制剂等。这类药物的特点是起效迅速，因此最好选择在胸闷症状发生比较频繁的时段，提前服用比较好。需要注意的是，硝酸甘油的药效很短，只有数十分钟，硝酸异山梨酯的药效时间稍长，可维持 1 小时左右，而单硝酸异山梨酯缓释制剂的药效时间可达半天左右。通常根据胸闷症状选择一种即可。<u>长效药物每天只能吃一次</u>，如果长效药物吃得太频繁，反而容易发生药效降低的问题。

用于减轻心脏负担的<u>利尿剂</u>，如呋塞米、螺内酯、氢氯噻嗪、吲达帕胺、阿米洛利等，服药后小便会比较频繁，因此这类药物最好在上午服用。因为白天活动较多，小便次数多一点对生活质量没有什么大碍，但是到了夜晚，如果小便次数过多的话就会影响睡眠质量。

杨师傅的记性不太好，其实现在的一些<u>辅助工具</u>可以帮助记性不好的老年人减少漏服药的事件。最常用的辅助工具就是小药盒，这些药盒里可以存放一周的药量，而且还印有"上午、中午、下午、晚上"等提醒服药时间的字样。杨师傅或者其照护者可以提前一周把需要服用的药物按顺序放在这些小药盒的格子里面，有了药盒的提醒就不容易把服药时间弄错了。

（作者 李平）

3 服用治疗心血管病的药物会伤肝吗？

60岁的张女士今年体检时发现有高血脂以及颈动脉斑块，尽管进行了饮食控制，但血脂指标仍较高，于是医生为她开了辛伐他汀片用于降血脂。张女士平时喜欢通过手机查看朋友们分享的网络媒体资料，近期她看到有一些网络媒体提到药品的安全性问题，什么"是药三分毒""他汀容易伤肝"等。她吃药时往往惦记着药物长期服用是不是有啥毒副作用，尤其是担心药是否会伤肝。她打开药品说明书一看，密密麻麻的不良反应，尤其是肝脏这一块经常提到各种转氨酶，张女士看着说明书就发愁了，药品毒副作用到底大不大？

其实"是药三分毒"这句俗话是从中医典籍中来的，当时对于天然药物的毒理、安全性等是品尝百草、试错法以及经验积累下来的。而如今

135

由于医药技术的发展，药品在上市前就已经进行了充分的安全性研究，如果一个心血管领域药品还有"三分毒"的话几乎不可能上市销售。那药品说明书里记载的不良反应为什么这么多呢？其实这是因为药品上市前后进行了多项试验，特别是一些经典的药物，临床应用后的信息汇总更多，只要有病人发生药品不良反应事件，制药企业就要评估，必要时写入药品说明书加以警示，所以一些经典老药的说明书往往写得特别长，也进一步说明该药物的临床研究之充分。因此，患者服用医生处方的药品时不要被药品说明书上密密麻麻的不良反应吓到，这反而说明医生对该药使用的把握较大。

目前对于肝脏安全性关注度比较多的心血管药物主要有两大类：胺碘酮和他汀类药物。胺碘酮目前多用于房颤患者的节律控制，有研究显示初次使用胺碘酮后，约25%的患者会出现短暂的一过性转氨酶升高，大部分无症状。因此服用胺碘酮期间，最好每隔半年检查肝功能。

他汀类药物是目前治疗心血管病的关键药物，临床研究表明，在接受他汀类药物治疗的患者中，氨基转移酶水平持续升高的发生率在3.0%以下。这种情况主要发生在治疗的前3个月，且具有剂量依赖性。因此如果患者初次使用他汀类药物的话，前3个月需检查肝功能，由医生评估、调整治疗计划。

药物性肝损伤往往与基础体质密切相关，服药期间应主动告知医生是否有过肝炎、脂肪肝、肝硬化等肝病史。

服药期间尽量避免酗酒、高脂肪饮食、熬夜等可能增加肝脏负担的不良生活习惯。长期服用他汀类药物或胺碘酮的患者，如遇到发热时尽量采用物理降温，体温过高需要服用退热药时，切勿超过说明书的推荐剂量，解热镇痛药的疗程不宜过长，以免药物合用加重肝脏负担。服用中草药、保健食品、药酒等传统食品、天然药品前务必咨询中医科医生，勿将保健食品替代药品，这样可以尽量减少药物性肝损伤的发生。

（作者 李平）

4　哪些药物饭前吃，哪些药物饭后吃？

　　70岁的李大爷每到春秋交替的时候就有胃不舒服的症状，饭后容易打嗝，有时候还会感觉有些烧心。近期前往医院做胃镜检查期间，发现李大爷有胃炎以及胃食管反流，同时心电图以及验血检查还发现有房颤、高血脂。于是李大爷看好消化科门诊后又去了心内科心律失常门诊，医生给李大爷处方药品时李大爷有点犯愁了，消化科医生特地关照了哪些药要饭前吃，哪些要饭后吃，那么治心脏病的药有没有饭前饭后的讲究啊？

其实大部分药品在服用方式方面大都进行过药品空腹服用的试验，因此目前上市的绝大部分药品通常都可以在空腹时服用，但是由于心内科常用药物的服用方式往往会有一些要求，有些药物不同剂量规格对服用方式还有一定区别。

有些药品随餐服用可以增加药品的吸收利用度，例如用于房颤、抗血栓治疗的新型口服抗凝药利伐沙班、达比加群，最好随餐服用以增加药物的吸收利用度。一些脂溶性较强的药物如螺内酯、非诺贝特、阿托伐他汀、辛伐他汀，随餐服用的吸收利用效果会更好。因此这类药物最好在餐后立刻服用。

有些药品虽然可以空腹服用，只是具有一定的消化道刺激性，因此，饭后服用可以借助胃内食物将药品尽快稀释，减轻刺激性。例如氯化钾口服液、枸橼酸钾口服液、氯化钾缓释片等。另外一些抗心律失常药物如美西律、普罗帕酮，放在嘴里会感觉到一种强烈发麻的感觉，就像是舌头上被打了麻药一般。因此这类药物应尽量在饭后服用，并快速吞服，以免引起口腔不适感。

（作者 李平）

5 同一类化学药名，有的结尾叫片，有的结尾叫缓释片、控释片、分散片、泡腾片，还有胶囊、缓释胶囊等，效果一样吗？

80岁的王奶奶住在郊区，有高血压、冠心病等基础疾病。她平时行动不便，住的地方离医院比较远，有两个子女轮流照顾。两个子女住在不同的社区，经常从当地医院代配药回来照顾母亲。王奶奶发现子女带来的药品名称比较相近，例如有的医院配来的是单硝酸异山梨酯缓释片，有的医院配来的是单硝酸异山梨酯缓释胶囊，还有缬沙坦片、缬沙坦胶囊等等。于是她前来咨询这些药物有没有区别，是同一种药吗？

每个药品都有通用名，药品通用名的命名规则是有效成分＋剂型，有效成分是指药品的活性成分，可以是化学成分、生物制剂成分、中成药配方名等，剂型指的是药品的封装方式，常见的有片、缓释片、控释片、分散片、泡腾片、胶囊、缓释胶囊等。不同医疗机构以及社会零售药店供应的药品目录各有差异，于是就会产生王奶奶遇到的问题。

对于同一个有效成分的药品，虽然其封装形式不同，但服用后人体吸收的过程却是类似的，其药效也是近乎相等的。我们可以注意一下，有些药品

139

的外包装上还印有"一致性评价"的蓝色标签。这表明该药品经过权威部门的认证，无论是片剂形状还是胶囊形状的药品，理论上可以认为其疗效都是相当的。

某些药品的名称结尾是缓释片、控释片、肠溶片、缓释胶囊、肠溶胶囊之类比较复杂的名称，这又是什么意思呢？其实每个药品在体内发挥药效维持的时间是有限的，有些药品的药效维持时间非常短，理论上每天需要吃3、4顿才能维持药效；还有些药品容易被胃酸分解，容易对胃黏膜产生刺激性，这些药品由于种种特殊原因需要在小肠内释放才能达到最佳药效。于是制药企业的工程师们就想出了各种先进的药片包衣、缓慢溶解的特殊工艺，使药物的有效成分缓慢释放、定点释放。因此这种定时、定点释放活性成分的药片封装形式就被冠以"缓释片、控释片、肠溶片、缓释胶囊、肠溶胶囊"等名称。服用这类药品时务必整片、整粒吞服，不要嚼碎、分割。当然凡事都有些例外情况，某些药片表面有一道刻痕，药品说明书写清楚可以掰开服用的药品就可以分开服用，如琥珀酸美托洛尔缓释片、单硝酸异山梨酯缓释片，往往可以切割成半片按需服用，有些肠溶胶囊如奥美拉唑肠溶胶囊，也可以拨开胶囊外壳，把里面的小球倒出来用水和饮料混合后服用，以方便那些不能吞咽的病人使用。

某些老年患者吞咽功能很差，长期住养老院，需要用胃管饲养，药片或胶囊能化开来吃吗？有些以颗粒、散、分散片、泡腾片结尾命名的药品，都是要用水把药品化开后再饮用的，这类药品在口味上进行过适当的调整，以便于不会吞药片的儿童以及吞咽困难的老年人使用。普通的片剂按照国标，浸泡在水中半小时后也会崩解，胶囊剂剥开后的内容物加入水中也很容易分散，但是由于普通片剂和胶囊未进行口味调整，口感会比较差，这些药品最好通过胃管注入。当然也有一些例外情况，有些胶囊的说明书禁止把胶囊剥开服用，以免药品吸收利用度发生大幅变化，如达比加群酯的说明书就禁止把胶囊打开服用，因此，胶囊能否剥开化在水中服用需要按照药品说明书的规定进行。

（作者 李平）

6 "阿司匹林吃了会胃出血吗？"我们千万不要谈"阿"色变！

　　65岁的吴先生以前工作应酬比较多，近期因胸闷胸痛来医院就诊，发现得了冠心病。医生为其处方了阿司匹林肠溶片等药物。吴先生拿到药物后开始犯了愁：他看到药品说明书上写了常见胃肠道系统不适、出血等不良反应，对于阿司匹林的使用有些担心。

　　阿司匹林是一种有着一百多年历史的经典解热镇痛药物，20世纪临床常用于治疗发热及关节疼

141

痛等病症。现在医生又把阿司匹林的应用范围扩展到具有心脑血管疾病风险因素的人群，如高脂血症、高黏滞血症、动脉粥样硬化、肥胖症、糖尿病、高血压病等，对预防心脑血管疾病的发生起到了不可低估的作用。其服用剂量也降低到了每天 75 ~ 100 mg，为了进一步降低阿司匹林的胃部刺激性，目前市售的阿司匹林绝大部分都是"肠溶片"剂型。当前长期服用阿司匹林的患者该怎样预防胃出血的发生呢？

如有食欲不振、上腹部不适或疼痛、烧心、嗳气、反酸等症状，特别是原来就有胃、十二指肠溃疡，使用阿司匹林又很有必要的患者，应在配用胃黏膜保护剂（如硫糖铝、铝碳酸镁或者抑酸剂）的基础上服用，同时也要遵照药品说明书的要求在空腹时服用，以免食物磨损肠溶片的保护层。

戒烟戒酒。抽烟、饮酒，尤其是高度白酒可引起消化性溃疡。酗酒可引起急性胃黏膜病变、消化性溃疡急性穿孔或出血。此外，酒精可加重阿司匹林的抗血小板活性，延长出血时间。一旦出现呕血、黑便，应在立即停用阿司匹林的同时，尽快到医院救治。

饮食要定时定量、细嚼慢咽、未饥先食、未饱先止，忌食生冷、酸甜、麻辣食品，

以免诱发或加重急慢性胃炎、消化性溃疡。

（作者 李平）

7 我每天都在忙于吃药，药物分开吃更安全吗？

有些老年患者比较在意自己的健康，面对每天要吃好几种药物时有点发怵，看到许多药盒上贴了标签"每天1次、每次1片；每天3次、每次3片"等时就有些犯嘀咕，是把这些药放在一起，一把吃下去还是每种药分开？一大把药片一起吃下去是不是会发生化学反应啊？中药和西药能一起吃吗？如果分开吃，每隔多少时间吃一种药呢？

其实大部分药品的活性成分都是有机化合物，有机化合物之间在常温下是很难发生化学反应的，我们日常服用的中成药的配方中也经常罗列着许多药物成分，这些药物混合在一起发挥着药效。因此大部分心血管病常用药品放在一起吃并不会有什么问题。

但是有一些药品混合在一起吃可能会降低药效，例如抗菌药物和调节胃肠道的益生菌混在一起吃，可能会发生局部高浓度的抗菌药影响益生菌活性的问题，遇到这样的情况最好间隔2小时左右再吃；一些药物容易与一些无机物金属离子发生反应，例如四环素、沙星类药物就容易与铁剂、钙片发生反应，降低药效，遇到这种情况时就应该按照说明书的要求，错开时间服用。还有些药品说明书推荐餐前服用（如某些"格列"类降糖药等），另一些药品说明书是推荐餐后服用（如二甲双胍等），当遇到这些情况时，药品就应该按照说明书的要求分开服用。

（作者 李平）

8 服用华法林的老年患者吃东西时要注意什么？

60 岁的张女士，10 多年前出现风湿性心脏病、房颤，近期病情加重进行了心脏瓣膜置换，术后开始服用华法林。张女士从社交媒体上了解到吃华法林是比较讲究的，不仅需要定期化验凝血指标，日常生活中还要注意与许多食品、药品的相互作用，于是前来咨询华法林的服用注意事项有哪些？

服用华法林的患者一定要重视日常饮食中食物对华法林的影响，其中一些富含**维生素 K** 的食品，如绿叶蔬菜，特别是深绿色的蔬菜往往含有较多的维生素 K。可降低华法林抗凝作用的食物有：菠菜、白菜、胡萝卜、西红柿、西兰花、蛋黄、豆类、海藻类、动物肝脏类、绿茶等；可增强华法林抗凝作用的食物有：柚子、丹参、三七、银杏、甘草等。

然而，患者不需要因此而对以上食物有所忌口，这些食物是健康饮食的重要部分，只需保持饮食习惯的恒定，不盲目改变食物结构，并定期监测 INR 值（国际标准化比值）；也不必特意地偏食或禁食某种食物，因为抗凝药的剂量是可以调整的。

服用华法林的患者应该尽量戒烟并避免酗酒，因为吸烟与饮酒会加快华法林的代谢，使抗凝作用减弱。

合用药物对华法林会有怎样的影响呢？

有些药物会增强华法林的抗凝作用，而有些药物会减弱华法林的抗凝作用，现将一些常用的影响华法林抗凝效果的药物作一举例。

（1）能增强华法林抗凝作用的药物

- 阿司匹林以及其他类似的解热镇痛药品（如布洛芬、芬必得）
- 广谱抗生素，如莫西沙星、罗红霉素、克拉霉素；
- 抗心律失常药，如胺碘酮；
- 口服降糖药，如甲苯磺丁脲；
- 中草药，如丹参、银杏叶、丹参、黄连；
- 抗酸药，如西咪替丁。

（2）能减弱华法林抗凝作用的药物

- 巴比妥类药物，如苯巴比妥；
- 镇静催眠药，如地西泮；
- 他汀类降脂药，如阿托伐他汀。

一定要注意：当新使用、停用、改变某种药物时，要告知医生或临床药师自己正在服用华法林。

（作者 李平）